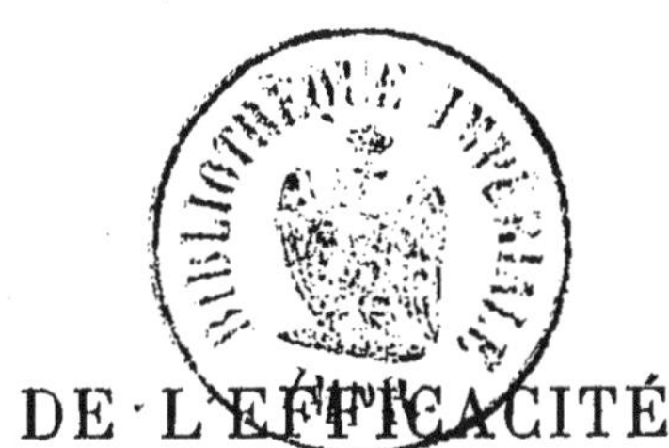

DE L'EFFICACITÉ

DES

INJECTIONS IODÉES

DANS LA CAVITÉ DE L'UTÉRUS

POUR ARRÊTER

LES MÉTRORRHAGIES QUI SUCCÈDENT A LA DÉLIVRANCE

ET DE LEUR ACTION

COMME MOYEN PRÉVENTIF DE LA FIÈVRE PUERPÉRALE

OUVRAGES DU MÊME AUTEUR

Mémoire sur les rétrécissements organiques du canal de l'urètre et sur l'emploi de nouveaux instruments de scarification et d'incision, etc., suivi d'un appendice sur le traitement des rétrécissements par la malaxation. Nouvelle édition, 1 vol. in-8º avec planches; Paris, 1847.

Hydrotherapia, ó sea método de Vicente Priessnitz, aplicado á la curacion de las enfermedades intertropicales. 1 vol. in-12; Habana, 1845.

Opúsculo sobre la curacion del cólera-morbo en sus diversos periodos. 1 vol. in-12; Habana, 1852.

Mémoire lu à la Société impériale de chirurgie de Paris (1854), traitant :

De la cure de l'hydrocèle par l'injection alcoolique;

Du séton en fil de plomb, passé à travers le péritoine par la ligne blanche, pour aider à la cure de l'ascite;

Nouveau mode de ligature de certaines artères dans les opérations ayant pour objet la guérison de l'anévrisme;

Des injections alumineuses dans les fosses nasales, pour provoquer l'expulsion des fausses membranes dans les cas d'angine couenneuse;

Du traitement des tumeurs hémorrhoïdales par la solution de nitrate d'argent.

Memorias sobre la topografía médica de la Habana y sus alrededores, y sobre el estudio físico y moral de los colonos asiáticos. 1 vol. in-8º; Habana, 1857.

Observations on a "New plan for the treatment of uterine hemorrhages", inserted in the "North American medico-chirurgical Review", of Philadelphia; January 1857.

Cuba y Puerto Rico; medios de sostener estas dos Antillas en su estado de prosperidad. 1 vol. in-12; Madrid, 1866.

DE L'EFFICACITÉ

DES

INJECTIONS IODÉES

DANS LA CAVITÉ DE L'UTÉRUS

POUR ARRÊTER

LES MÉTRORRHAGIES QUI SUCCÈDENT A LA DÉLIVRANCE

ET DE LEUR ACTION

COMME MOYEN PRÉVENTIF DE LA FIÈVRE PUERPÉRALE

PAR

MARTIAL DUPIERRIS

docteur en médecine et chirurgie,
Commandeur de l'Ordre Royal de Charles III,
Médecin honoraire de la marine royale espagnole, ex-médecin de l'arsenal maritime de la Havane ;
Membre correspondant de l'Académie royale de médecine et de chirurgie de Madrid,
de la Société impériale de chirurgie de Paris,
de la Société de médecine pratique de Montpellier, de la Société impériale de médecine de Bordeaux,
et des Académies et Sociétés de médecine et de chirurgie
, et autres Sociétés savantes de Nantes, Marseille, Barcelone, New-York,
etc., etc.

Le contrôle clinique est la pierre de touche des théories ; lui seul peut en dicter l'approbation ou le rejet.

(DUPIERRIS, *Mémoire sur les rétrécissements du canal de l'urètre.*)

PARIS

ADRIEN DELAHAYE, LIBRAIRE-ÉDITEUR
PLACE DE L'ÉCOLE-DE-MÉDECINE

1870

PREMIÈRE PARTIE

DE L'EFFICACITÉ DES INJECTIONS IODÉES DANS LA CAVITÉ
DE L'UTÉRUS POUR ARRÊTER LES MÉTRORRHAGIES QUI
SUCCÈDENT A LA DÉLIVRANCE, ET DE LEUR ACTION
COMME MOYEN PRÉVENTIF DE LA FIÈVRE PUERPÉRALE.

Le titre de ce travail (1) indique qu'il s'agit de faits
pratiques ; on ne devra donc pas s'attendre à trouver dans
les pages qui vont suivre l'historique des métrorrhagies,
non plus qu'un traité de la fièvre puerpérale ; et si je suis
amené à parler d'une manière assez étendue de ces deux
affections, ce ne sera que pour joindre aux faits observés
par d'autres praticiens ceux que j'ai observés moi-même,
ou pour faire ressortir les différences qui existent entre
les uns et les autres.

Mon but principal est de faire connaître une médication

---

(1) Dans la séance du 24 janvier 1870, la Société de Médecine de Bordeaux, conformément aux conclusions du rapport de sa commission, a voté l'impression de ce travail dans *l'Union médicale de la Gironde*. Le numéro du 2 février de cet intéressant journal, que la Société a choisi pour ses publications, contient, en plus d'une grande partie de ce mémoire, le rapport de la commission et les discussions auxquelles il a donné lieu dans les séances du 24 et du 31 janvier.

inoffensive qui m'a toujours réussi dans le traitement de la métrorrhagie puerpérale, accident si fréquent à la suite des couches et qui fait tant de victimes, malgré l'emploi d'une infinité de moyens bien rationnels, sans doute, mais le plus souvent impuissants. Devant cette impuissance, le médecin le plus expérimenté sent faiblir son courage; et c'est ainsi que M. le professeur P. Dubois, dans une de ses leçons cliniques, en 1854, a pu dire, rapporte le Dr Zayas (1) : « Si vous apprenez un jour que j'ai renoncé à la pratique des accouchements, dites-vous que la cause en aura été quelque hémorrhagie d'accouchée (2). » Devant une semblable parole du célèbre professeur, n'est-il pas du devoir de tout médecin de communiquer à ses confrères les données que sa pratique lui a fournies, quand surtout le moyen qu'il a employé pour combattre cette affection si grave lui a toujours parfaitement réussi, et que les observations d'autres confrères tendent toutes à prouver l'efficacité et l'innocuité du remède? Un autre avantage qui résulte de cette pratique, c'est qu'elle prévient le mal autant qu'elle le combat. Avec elle, la suite des couches est d'une remarquable bénignité. Cela se conçoit tout d'abord, si l'on réfléchit que cette médication agit dans le sens qu'emploie la nature pour ramener à l'état normal l'organe qui en avait été distrait, afin de remplir la fonction qui lui est dévolue, la procréation !

Le moyen que je me propose de faire connaître n'agit point comme hémostatique direct; son action s'adresse à la cause de l'hémorrhagie, c'est-à-dire à l'inertie de la matrice. Il oblige, avant tout, l'organe à revenir sur lui-

(1) *Annales de l'Académie des sciences médicales de la Havane,* 1866, page 217.

(2) M. Dubois se référait peut-être aux hémorrhagies suites de l'adhérence du placenta sur l'orifice utérin.

même et à resserrer les vaisseaux béants qui livraient passage au sang d'une manière plus ou moins abondante. Comme effet subséquent, l'excitation qu'il a produite tout d'abord continue d'agir sur l'organe gestateur avec une activité telle, que la cavité utérine ne saurait admettre l'accumulation des caillots sanguins ou de tout autre corps étranger pouvant donner lieu au renouvellement de l'inertie.

La contraction de la matrice, après que celle-ci est débarrassée du contenu qui l'occupait pendant la gestation, se produit ordinairement avec plus ou moins de force, selon les circonstances dans lesquelles l'accouchée se trouve placée, mais surtout selon le tempérament de la femme. Il est des cas où la rétraction n'a pas lieu, et d'autres où elle s'opère avec une lenteur telle, que le temps qui s'écoule depuis le moment de la délivrance jusqu'à celui où l'utérus est revenu à son état normal, est un temps de prédisposition qui expose cet organe à être influencé défavorablement par une cause occasionnelle quelconque : tout ce qui, par conséquent, peut abréger le laps de l'état anormal, doit diminuer considérablement les tendances aux maladies qui surviennent à la suite des couches, sans en excepter la fièvre puerpérale.

Si je parviens à prouver que l'injection iodée que je vais expliquer plus loin limite son action à faire contracter la matrice, sans y laisser la moindre trace d'irritation, je me croirai autorisé à recommander l'emploi de cette injection inoffensive dans tous les cas, même après l'accouchement le plus naturel, surtout pendant la durée d'affections épidémiques, qui, sans qu'elles s'adressent directement aux femmes en couches, pourraient cependant les atteindre d'autant plus facilement que leur état y prédispose.

Si, comme il n'est pas douteux pour moi, l'injection

iodée active le travail qui doit ramener l'utérus à l'état normal, n'est-ce pas déjà un grand bien obtenu que d'aller ainsi au-devant de ces inerties secondaires qui s'établissent parfois plusieurs heures après que la matrice semblait avoir commencé son mouvement de rétraction? N'est-ce rien aussi que de faire disparaître, par l'emploi de ce moyen, ces coliques qui affectent les accouchées multipares surtout, pendant plusieurs jours après la délivrance, et leur font rendre des caillots qui n'existeraient pas si la matrice était parfaitement revenue sur elle-même?

J'ai dit que l'inertie de l'utérus était la cause des métrorrhagies puerpérales; mais cette cause est elle-même l'effet de causes diverses. Je vais faire en sorte d'expliquer cette proposition.

M. le Dr Dubreuilh père, dans un précieux travail sur la métrorrhagie puerpérale (1866) plein de faits pratiques éminemment instructifs, dit, à la page 3 : « Tous les mé-
» decins connaissent les nombreuses et profondes modi-
» fications qui s'opèrent dans la constitution, dans le tem-
» pérament, comme dans les goûts, le caractère et la sen-
» sibilité de la femme qui a conçu. »

Et plus loin : « Il est des femmes qui, au début de leur
» grossesse, éprouvent des souffrances qui s'aggravent en
» proportion de l'acheminement vers le terme, jusqu'au
» point d'arriver à un affaiblissement considérable autant
» au physique qu'au moral. D'autres, au contraire, ne
» ressentent ces phénomènes qu'après plusieurs mois de
» leur grossesse; et, enfin, il en est d'autres qui commen-
» cèrent à éprouver des symptômes fâcheux, et, quelques
» mois après, elles reprenaient un air de parfaite santé. »

Ce qui précède indique bien que l'appareil de la génération de la femme enceinte éprouve une action qui agit sur toute l'économie, et ce n'est pas toujours que les forces vitales parviennent à régulariser les fonctions trou-

blées par l'action des sympathies qui procèdent de l'u-
térus, alors que celui-ci se trouve dans un état anormal.
Ce trouble de l'économie agit à son tour sur l'organe de
la gestation devenu très-impressionnable. Cette espèce de
cercle vicieux se traduit par l'état maladif. Je ne prétends
pas, cependant, que chez toutes les femmes grosses il
existe un état morbide; il est, au contraire, des cas où
la grossesse semble améliorer l'état de santé chez celles
surtout qui se livrent à une vie active et dont la constitution est privilégiée. Mais encore chez celles-ci se produisent parfois vers l'utérus des tendances fluxionnaires
qui non-seulement peuvent donner lieu à l'avortement,
mais encore à des hémorrhagies graves. La malade est
alors dans un danger aussi grand que celui qui menace
la femme débilitée par suite des incommodités de la mauvaise grossesse : car, si la perte, dans le premier cas,
toute faible qu'elle soit, est néanmoins de nature à ins-
pirer des craintes, dans le second, la violence de l'hémorrhagie, en privant subitement l'économie d'une masse
considérable du fluide vital, sera d'autant plus difficilement
supportée que la femme, au moment de l'hémorrhagie,
était très-vigoureuse et paraissait apte à braver tous les
dangers. On doit conclure de ces prémisses qu'il n'est
pas d'hémorrhagie utérine qu'on ne doive combattre avec
toute la promptitude possible, sans avoir égard aux circonstances particulières de la femme.

Ce qui précède serait mieux compris sans doute, si
je m'attachais à décrire *in extenso* les modifications
qu'éprouvent les organes de la génération dans les
différentes phases qui se produisent depuis le moment
de la conception, jusqu'à celui du terme de l'accouchement. La contexture et l'ordre fonctionnel de l'utérus
subissent, on le sait, des changements remarquables.
Et d'abord l'état hypertrophique que cet organe acquiert

à chaque grossesse, appelle un continuel afflux de sang; il ne cède qu'avec lenteur au développement du produit de la conception. Ces divers phénomènes, que je mentionne à peine, suffiront cependant, je l'espère, pour démontrer que la grossesse même la plus naturelle place la femme dans une condition exceptionnelle, susceptible d'être influencée défavorablement par des causes occasionnelles qui, dans d'autres circonstances, seraient à peine ressenties. Aussi une hémorrhagie quelconque affaiblira bien plus une femme enceinte que celle qui ne l'est point, et cet affaiblissement sera encore plus sensible si l'hémorrhagie a lieu chez la femme délivrée.

Le fait que la constitution de la femme en état de grossesse devient plus ou moins apte à contracter des maladies, et que cette disposition augmente pendant et après l'enfantement, est hors de doute. « L'accouche- » ment même le plus naturel, » a dit, à ce propos, M. Ant. Dugès, « laisse la femme dans un état d'épuise- » ment plus ou moins grand, et lorsqu'une hémorrha- » gie a lieu, la faiblesse est bien plus grande; et cet » état, en contribuant à l'inertie de la matrice, dispose » la malade à des affections adynamiques : alors, la » circulation de retour est contrariée, et les fonctions de » l'organe troublées le disposent à être le point de » départ des maladies qui se présentent pendant les » jours qui suivent l'accouchement. »

DE LA MÉTRORRHAGIE PUERPÉRALE.

La métrorrhagie puerpérale qui a lieu après la délivrance est le phénomène dont je vais particulièrement m'occuper dans ce mémoire, et j'emploierai indistinctement les mots : hémorrhagie utérine, métrorrhagie puerpérale, et même simplement hémorrhagie ou métrorrhagie, pour indiquer l'effusion d'une quantité considérable de sang après l'accouchement.

L'hémorrhagie est immédiate ou médiate, primitive ou secondaire, externe ou interne. Elle est l'effet d'une inertie complète ou incomplète.

Les causes qui amènent l'inertie de l'utérus ne sont pas toujours faciles à distinguer; je vais rapporter ici quelques-unes de celles qui y prédisposent et d'autres qui la déterminent. Mais auparavant je dirai ce que j'entends par inertie de l'utérus. Tous les praticiens ne sont pas d'accord sur ce que l'on doit comprendre par cet état de l'organe en question. Il en est qui par ce terme entendent les cas où l'utérus conserve un grand développement, les cas où on le trouve flottant, etc. Je veux une définition plus nette :

Je considère qu'il y a inertie toutes les fois que l'utérus ne se contracte et ne se rétracte pas spontanément et d'une manière suffisante pour venir occuper la région sous-ombilicale sous la forme d'un corps sphéroïde dur et fixe.

Les quelques douleurs que l'accouchée éprouve après la délivrance ne suffisent pas pour éloigner l'idée d'une inertie; il faut que la contraction soit continue, et que l'utérus, en l'absence de toute douleur, conserve de la fermeté et que son volume soit réduit à une dimension telle, que son fond dépasse le pubis de quelques centimètres seulement; il faut encore que sa forme soit sphéroïde, et qu'au toucher il offre une certaine dureté.

Il est des cas où des alternatives de contraction et de relâchement, comme cela avait lieu avant la délivrance, se continuent encore pendant quelque temps après la sortie du placenta. Cet état pourrait faire croire à un acheminement vers la rétraction de la matrice ; mais comme, en ce cas, le flux sanguin, qui pourrait être pris pour les lochies, est par trop abondant pour qu'une semblable erreur puisse exister, on en devra déduire que l'utérus ne fonctionne pas avec la force nécessaire ; il y a alors tendance à l'inertie plus ou moins complète.

Parmi les causes qui prédisposent à l'inertie de l'utérus, je citerai en première ligne : le tempérament lymphatique, lorsque surtout le système nerveux lui prête son concours. Le cas sera encore bien plus certain, si ce tempérament est l'attribut d'une personne de faible constitution et dont le sang soit appauvri. Les émotions morales, les exercices trop violents, les fatigues causées par les voyages ou par des travaux pénibles, les secousses produites par le cahotage d'une voiture, ou d'un wagon de chemin de fer, etc., tout cela peut produire, pendant l'état de grossesse, des hémorrhagies qui, en affaiblissant la malade, disposent l'utérus à l'inertie et par conséquent à une hémorrhagie qui serait bien plus violente que celles qui procéderaient du décollement d'une petite portion du placenta ou de la rupture de quelque vaisseau capillaire, causes habituelles les plus fréquentes des hémorrhagies pendant la grossesse.

Toutes les causes d'affaiblissement survenues, soit pendant la gestation, soit pendant la parturition, tendent, dis-je, à produire l'inertie de l'utérus. Si l'hémorrhagie est bien certainement la cause d'affaiblissement la plus directe, elle n'est pas la seule ; l'accouchement le plus naturel, nous l'avons déjà dit, laisse la femme dans un état d'épuisement plus ou moins considérable ; les efforts musculaires faits par l'accouchée dans le but d'aider le travail, contribuent aussi à jeter un trouble dans la circulation et dans l'hématose en suspendant fréquemment la respiration, et, comme conséquences, certains désordres dans l'innervation. Qu'il me soit permis de dire qu'il est parfois des phénomènes nerveux qui pourraient être pris pour ceux que je viens d'indiquer; il ne faudrait pas les confondre avec les premiers, parce qu'ils n'offrent pas de gravité; je veux parler des symptômes spasmodiques tels que : un frisson assez prolongé, une lipothymie et même une syncope; on les fait bientôt cesser par l'application de la chaleur à toute la périphérie, par l'ingestion de toniques ou d'antispasmodiques, etc.

Lorsque, par l'effet d'une grossesse gémellaire, ou par une excessive quantité des eaux de l'amnios, ou enfin par le volume démesuré du fœtus, l'utérus a dû se distendre considérablement, il en résulte que les fibres musculaires de cet organe ont perdu une partie de leur propriété contractile. Cette condition de l'utérus le disposera bien plus encore à l'inertie, si la parturition s'est opérée avec précipitation. En ce cas, il survient une espèce de paralysie, tout comme cela a lieu dans une vessie qui aurait été distendue par la présence d'une très-grande quantité d'urine : ici la miction ne pouvant s'opérer par suite de l'impuissance de l'organe à se contracter, qu'on extraye le liquide avec un instrument de forte dimension, la vessie, ne pouvant pas suivre le corps qui l'avait distendue, demeurera dans un état d'inertie (1).

L'état hypertrophique que l'utérus acquiert à chaque grossesse peut encore être un motif d'empêchement à ce que cet organe se contracte d'une manière active; cette circonstance le prédispose à l'inertie.

---

(1) C'est pour éviter cet inconvénient que j'ai donné depuis longtemps la préférence aux trocarts explorateurs pour l'opération de l'hydrocèle, sur les trocarts ordinaires dont font encore usage la plupart des chirurgiens qui n'opèrent pas l'hydrocèle par ma méthode de l'injection de 4 à 5 grammes d'esprit de vin.

Il n'est pas rare d'observer que, pendant l'inertie de la matrice, quelques-uns des points sont durs et doulou- reux au toucher, pendant que le reste de l'organe est flas- que ; cette contraction partielle des fibres utérines est due à un état de spasme. L'hémorrhagie, en ce cas, peut ne pas exister, ou bien n'être pas considérable, ou encore être très-violente.

J.-P. Franck (page 566 de son Traité de médecine pratique) dit : « Un spasme partiel s'empare de la » matrice, et cet organe ne peut revenir sur lui-même » d'une manière uniforme, ou bien l'affection spasmo- » dique parcourt le reste de l'économie, et le sang » est poussé vers l'utérus ; dans ces circonstances, il » survient une hémorrhagie, qui emporte bientôt la » malade, si on ne s'empresse de lui donner des se- » cours. »

Cet état de spasme, ou, si l'on veut, cette contraction partielle des fibres utérines auquel le grand praticien allemand attribue l'hémorrhagie, peut bien, en effet, si on applique ce raisonnement à la métrorrhagie puer- pérale, contribuer à sa gravité ; mais je suis plus affir- matif que l'auteur que je cite. L'utérus pourra être affecté de spasme partiel, et il ne sera point nécessaire que l'affection spasmodique parcoure l'économie pour que la métrorrhagie ait lieu. Si le spasme affectait la partie qu'occupait le placenta, l'hémorrhagie serait con- tenue pendant toute la durée du spasme local ou con- traction partiellle ; le résultat serait à peu près le même que celui que produirait la rétraction totale de l'utérus. Mais si le spasme se produisait ailleurs que sur la partie qu'occupait le placenta, les sinus libres et béants se trouveraient alors sous l'influence de l'inertie ; la con- traction, par l'effet du spasme, chasserait le sang vers la partie inerte, et l'on conçoit qu'en ce cas, l'hémorrhagie serait considérable. Le cas, en effet, est extrêmement grave et exige les plus prompts secours.

Les fumigations émollientes, ou simplement d'eau chaude, dirigées vers les parties sexuelles, en faisant cesser le spasme utérin, donnent lieu à une hémorrhagie plus ou moins grave et par conséquent à une inertie de la matrice. M. Dubreuilh, à la page 39 de son mémoire, en rapporte un exemple bien concluant.

Passons maintenant à des causes plus directes de l'inertie de la matrice.

Si, après la délivrance, le sang qui avait afflué vers l'utérus continue à s'y porter par le fait d'un stimulus quelconque, il devra en résulter une hémorrhagie ou tout au moins une disposition fluxionnaire hémorrhagique vers la matrice qu'elle congestionnera, et, partant, la rétraction de l'organe sera trop difficile pour qu'il n'en résulte pas une hémorrhagie immédiate ou secondaire, selon le degré de résistance offert par l'état d'engorgement des parois plus ou moins imbibées du fluide sanguin.

Une hémorrhagie peut s'être présentée pendant la parturition et continuer après la délivrance. Cette hémorrhagie peut être l'effet d'une déchirure de l'utérus lui-même, ou bien d'une lacération du col. Cette hémorrhagie de cause traumatique est accompagnée de l'inertie de l'utérus. Je ne m'occuperai point ici de la première de ces lésions; quant à la seconde, celle du col, le flux sanguin ne saurait persister, si le col se contractait; or, c'est ce qui arriverait, je suis très-porté à le croire, sous l'effet du liquide de l'injection baignant la plaie à sa sortie de l'utérus.

« Si, après la délivrance, » dit M. Cazeaux, « l'hémorrha-
» gie a lieu spontanément, on devra supposer qu'une
» parcelle du placenta, des lambeaux de membranes,

» un' caillot, un corps étranger enfin, est cause de
» l'inertie de la matrice. Ces causes auront d'autant
» plus d'action qu'elles agiront sur un organe très-
» affaibli par l'effet du travail pénible qu'il vient
» d'exécuter. »

Bien qu'une partie du placenta, demeurée dans la cavité utérine, puisse, on le sait, donner lieu à une hémorrhagie, je dois cependant faire observer qu'il n'en est pas toujours ainsi; car on a vu le placenta séjourner, tout entier, des jours et même des semaines dans l'utérus, sans donner lieu à des flux sanguins. Je fus appelé, il y a une quarantaine d'années, lorsque j'habitais Puerto-Rico, auprès d'une femme de la campagne, accouchée depuis seize jours; elle n'avait pas rendu le délivre; l'accoucheuse, peu experte, avait arraché le cordon à la suite des tractions faites dans le but d'entraîner le placenta, lequel, malgré ces tiraillements, était resté dans la cavité.

L'odeur infecte qui s'exhalait de la malade et les symptômes d'une infection putride me firent croire à une fin très-prochaine; la malade, en effet, mourut dans la nuit, malgré les injections et les boissons antiseptiques qui lui furent administrées. Ce que je tiens à faire connaître, en rapportant ce cas, c'est qu'il n'y eut pas d'hémorrhagie.

Ceci me conduit à énoncer que, pour qu'un corps étranger stationnant dans l'utérus provoque l'inertie de cet organe, il faut qu'il y ait une disposition particulière. On doit bien comprendre que la présence d'un corps étranger dans une cavité de l'économie produit une excitation qui pousse l'organe à se débarrasser de ce corps. Si l'utérus conservait ses facultés, des contractions auraient lieu, et le corps étranger serait expulsé, comme il arrive assez souvent des caillots.

Si la présence d'un corps étranger dans l'utérus ne produit pas toujours une hémorrhagie, il ne faudrait cependant pas se fier à l'absence immédiate du flux sanguin, pour croire ce danger écarté; l'accident pourrait, en effet, se présenter quelques heures plus tard, même après que la matrice paraissait s'être rétractée.

Pendant la durée d'une métrorrhagie qui a commencé aussitôt après la délivrance, il peut arriver que le flux sanguin s'arrête presque subitement, quoique l'utérus ne soit pas encore revenu sur lui-même. Ceci est souvent dû à un spasme qui a contracté le col de manière à beaucoup diminuer la capacité de l'orifice, ce qui a permis au sang de s'y arrêter et d'y former un caillot qui, en l'obstruant presque entièrement, ne livre plus passage au sang. L'exsudation n'en continue pas moins à l'intérieur de la cavité utérine; d'externe qu'elle était, l'hémorrhagie est simplement devenue interne. L'utérus, alors, peut prendre un développement considérable, auquel ses parois se prêteront bien plus facilement que lorsqu'il s'agissait du développement du fœtus, par la raison que les fibres musculaires, distendues pendant toute la durée de la gestion, n'ont pas encore repris leur ressort. Il est bon de savoir que, dans cet état de distension, l'utérus peut présenter au toucher un certain degré de fermeté qui fasse croire qu'il est uniformément contracté. Cette particularité éloignerait la pensée de l'existence d'une inertie utérine, si d'autres symptômes n'indiquaient que l'hémorrhagie persiste. L'état de fermeté dont je viens de parler peut être dû à la dureté des caillots contenus dans la matrice.

Il est encore une particularité qui mérite d'arrêter quelques instants notre attention : je veux parler de ces hémorrhagies internes, effet d'une occlusion presque complète de l'orifice. Elles se révèlent par des symptômes de grande faiblesse chez la malade. En palpant l'hypogastre, on est très-surpris de trouver que l'utérus n'a pas le volume qu'il devrait avoir dans un cas d'épanchement sanguin, tel que celui qui devrait exister d'après la gravité des symptômes. On le trouve dur et peu volumineux, on est porté à croire qu'il est rétracté sur lui-même; mais, en même temps, on reconnaît qu'il s'écoule par le vagin une grande quantité de sérosité, qui n'est autre chose que celle qui s'est séparée des caillots, devenus en conséquence plus fermes et plus circonscrits. Les caillots, dans ce cas, occupent un moindre volume que celui qu'ils exigeraient, si la partie fluide qui s'en est séparée existait dans la cavité utérine. Ainsi s'explique le faible développement de l'utérus dans cette grave complication, ainsi que sa dureté au toucher.

Une faiblesse générale chez l'accouchée qui paraît être sortie heureusement de son accouchement, peut donner lieu à une inertie de la matrice qui pourra ne se manifester que quelques heures après la délivrance. Ce phénomène, qui amène un flux sanguin qu'on serait disposé à prendre pour des lochies abondantes, se traduit chez la malade par une certaine anxiété, par une grande faiblesse, et encore par des tranchées plus ou moins vives qui cessent et se reproduisent alternativement. Les moyens habituels employés pour faire contracter l'utérus réussissent parfois, et alors une certaine quantité de caillots sont expulsés. L'organe peut alors se maintenir contracté, mais ceci est l'exception; d'ordinaire de nouvelles manœuvres sont nécessaires pour combattre l'inertie qui se présente à nouveau. Il sera toujours prudent de n'abandonner les moyens employés qu'après s'être assuré de la permanence de la rétraction, si surtout cela se produit chez certaines femmes qui,

après chaque délivrance, présentent les mêmes phénomènes.

Pour peu que le praticien veuille se reporter à ce qui
se passe, chez les femmes multipares, après chaque
accouchement, il se rappellera que chaque jour, pendant
au moins une semaine, la femme éprouve, de temps à
autre, des tranchées qui sont suivies bien souvent de la
sortie de quelques caillots de faible dimension, lesquels
témoignent de la lenteur avec laquelle l'utérus revient
sur lui-même. Cet état de choses n'inspire d'ordinaire
aucune crainte, parce qu'on le considère comme tout
naturel. Telle n'est pas ma manière de voir.

Dans la description assez étendue que je viens de faire
des causes prédisposantes, occasionnelles, directes et
indirectes de la métrorrhagie puerpérale résultant de
l'inertie de la matrice, j'ai mentionné bien des signes qui
m'exposent à des répétitions dans ce qui me reste à dire.
Je compte, toutefois, sur l'indulgence de mes confrères,
si je réussis à les convaincre de l'efficacité et de l'innocuité
du moyen que j'emploie dans tant de circonstances pour
arrêter, et mieux encore, pour prévenir ces hémorrhagies
si souvent fatales aux accouchées.

SYMPTÔMES QUI INDIQUENT LES MÉTRORRHAGIES.

Il est des *signes précurseurs des hémorrhagies
utérines;* mais, dans bien des cas, ces signes font défaut,
ou ils sont tellement faibles, qu'ils risquent d'être confondus avec le malaise qui est la conséquence naturelle de
la parturition. Je vais rapporter ceux qu'il m'a été donné
d'observer dans ma longue pratique :

Malaise général, surtout dans la région du bassin ;
état d'agitation; douleurs qui, partant de l'utérus, s'irra-

dient sur les cuisses et la région lombaire ; pouls large,
dur et fréquent ; refroidissement des extrémités infé-
rieures ; bouffées de chaleur vers la face.

SYMPTÔMES DE LA MÉTRORRHAGIE PUERPÉRALE POSTÉRIEURE
A LA DÉLIVRANCE.

Le signe pathognomonique de l'hémorrhagie utérine
est, comme chacun sait, l'écoulement de sang par la
vulve. Ce flux est parfois si abondant et si rapide, que
bientôt on voit apparaître une série de symptômes de
plus en plus inquiétants. Ce sont : une pesanteur vers l'épi-
gastre, le *facies* pâle et décomposé, une grande faiblesse
et des éblouissements, un pouls très-petit et parfois à
peine perceptible, une grande anxiété, l'œil voilé, la voix
est éteinte, la peau froide, souvent couverte d'une sueur
glutineuse, convulsions et autres manifestations hystéri-
formes.

La plupart de ces symptômes sont communs aux
hémorrhagies externes et aux hémorrhagies internes.
Il y a en plus, pour aider au diagnostic de l'hémorrhagie
utérine, les phénomènes, que fait découvrir l'application
de la main sur la matrice, indiquant l'état d'inertie en
même temps que de vacuité de celle-ci, dans les cas
d'hémorrhagie externe ; son développement avec mollesse
ou dureté dans le cas d'hémorrhagie interne, avec ou sans
caillots. Le développement peut faire que l'organe gestateur remonte jusqu'à l'ombilic et même au delà. Il se peut
aussi que, loin d'acquérir ces proportions, l'utérus simule
une rétraction par son volume réduit et sa consistance
accrue ; mais, en ce cas, on est guidé par l'absence de
douleurs qui toujours suivent la rétraction utérine, et
par l'examen du col que le doigt trouve contracté, ou bien

son orifice est occupé par un corps étranger qui l'obstrue. Ces signes, s'ils sont accompagnés de quelques-uns des symptômes que je viens d'indiquer, deviennent très-positifs et réclament la plus grande attention dans l'emploi des moyens propres à conjurer le grave danger qui menace la malade.

Il est bien entendu que tous ces symptômes ne se trouvent pas réunis chez une malade; mais quelques-uns d'entre eux suffisent pour former le diagnostic de cette terrible affection. Telle hémorrhagie rebelle à tous les moyens employés pour la combattre, peut ne débuter que d'une façon très-bénigne.

Il serait bien à désirer qu'on eût, pour les cas d'hémorrhagies internes, un signe pathognomonique, comme il en existe pour les hémorrhagies externes; malheureusement, il n'y en a point; le développement de l'utérus, qui est un des plus certains, peut être confondu avec une distension outrée de la vessie, ou encore de l'abdomen par l'effet de gaz accumulés en quantité dans le tube intestinal, etc. On voit donc combien il est nécessaire de bien faire le diagnostic des affections qui suivent la délivrance, pour n'avoir pas le chagrin d'avoir à employer trop tard ce qui, en temps opportun, eût pu facilement enrayer la maladie.

DU TRAITEMENT DE L'HÉMORRHAGIE.

Il est des médecins-accoucheurs, d'une pratique très-étendue, qui prétendent n'avoir jamais rencontré d'hémorrhagies puerpérales dont ils n'aient pu se rendre maîtres avec facilité. Leur chance est vraiment digne d'envie. D'autres, au contraire, dont les connaissances sont incontestables, non-seulement en ont rencontré de très-difficiles à vaincre, mais, malgré leurs efforts auxquels ils ont associé les lumières d'autres collègues également en renom, ont eu la douleur de reconnaître leur impuissance.

Les moyens employés pour combattre les hémorrhagies utérines sont nombreux : ceci prouve que la résistance que leur oppose l'inertie utérine est difficile à vaincre. Je vais les mentionner, uniquement afin de prouver que l'emploi de chacun de ces moyens est aussi irritant que l'injection iodée que je propose de leur substituer.

Le travail que j'entreprends ici a pour but de prouver l'innocuité des injections d'iode pour faire rétracter l'utérus, aux médecins qui les jugent trop irritantes pour oser les employer.

Les moyens en usage comme curatifs de la métrorrhagie puerpérale sont, d'après M. Cazeaux :

1° L'excitation directe simultanément sur le corps et sur le col de l'utérus;

2° Le tamponnement;

3° L'introduction dans la matrice d'une vessie de porc, etc.;

4° La compression au moyen d'une serviette pliée en plusieurs doubles et maintenue par un bandage de corps;

5° La compression de l'aorte;

6° Le seigle ergoté;

7° L'opium;

8° La transfusion;

9° Les injections dans la veine ombilicale;

10° Les applications d'eau froide, d'eau acidulée, de la glace *intùs et extrà;*

11° Le galvanisme, etc.

M. Cazeaux conseille, comme « le plus sûr et le plus » facile, l'excitation directe portée à la fois sur le corps

» et le col de la matrice. » Mais il dit : « Si l'irritation
» avec les mains ne suffisait pas pour réveiller la
» contractilité du tissu, il faudrait avoir recours à l'ap-
» plication du froid, qui agit à la fois comme sédatif sur
» le système circulatoire et comme astringent sur les
» fibres musculaires, etc. »

Des linges trempés dans l'eau froide. appliqués sur
l'abdomen et sur les cuisses, des injections dans le
vagin et dans la cavité utérine, sont des moyens qui
peuvent avoir réussi; mais ce ne serait pas dans les pays
intertropicaux qu'il serait prudent de faire de pareilles
applications, si ce n'était dans des cas extrêmes; car
l'on devrait craindre de voir se produire à leur suite
des phénomènes tétaniques, etc. Ces derniers accidents
seraient encore bien plus certains, si les applications froides
étaient à la température de la glace. Sans doute, je ne
prétends pas dire que, dans tous les cas, ces accidents
auraient lieu; mais il serait plus prudent d'employer
d'autres moyens de préférence à ceux-ci.

Une des objections que m'opposa M. le professeur
Dubois, lorsque je lui parlai de ma méthode, fut la crainte
qu'il aurait que l'injection pût traverser les trompes et
tomber dans l'abdomen. Mais alors pourquoi en serait-il
autrement avec l'emploi d'injections pures et simples
d'eau?

M. Cazeaux, parlant de l'application du froid, ajoute :
« Au bout de cinq ou six minutes, il devient le plus
» souvent inutile, souvent même il devient nuisible, en
» précipitant la femme dans une torpeur mortelle, ou
» en l'exposant à une réaction inflammatoire violente. »

M. Cazeaux exclut les injections d'alcool rectifié,
d'huile de térébenthine, d'esprit de vitriol, etc.; il conseille même de ne point user de vinaigre pur, si ce n'est
avec grande discrétion.

Quant à l'excitation directe, je me suis souvent demandé jusqu'à quel point ce moyen peut réussir, quand, dans les cas nombreux où la version a été nécessaire, l'inertie de l'utérus n'a pas moins subsisté ; j'en conclus que, dans les cas où la titillation a réussi, l'inertie était peu profonde.

Je partage bien l'avis de M. Cazeaux quand il dit : « Bourrer le vagin, comme le conseillait Leroux, est donc » chose au moins inutile, souvent même dangereuse, » parce qu'elle transforme une hémorrhagie externe en » hémorrhagie interne, etc. (1) » Quant à l'introduction » d'une vessie dans l'utérus, elle serait au moins un » obstacle apporté au retrait de la matrice.

Je n'oserais vraiment pas me fier à le compression faite au moyen d'une serviette pliée d'après le système attribué à M. Deneux ; je crois que le bandage le mieux appliqué ne saurait maintenir la paroi abdominale assez exactement collée à la paroi utérine pour aller trouver un point d'appui sur lequel une compression peut avoir lieu.

(1) Je fus consulté, il y a quelques années, pour une dame qui, lors de sa seconde grossesse, fut atteinte d'une hémorrhagie qui continua même après l'expulsion d'un fœtus de cinq mois. Les médecins qui lui avaient donné des soins avaient dû recourir au tamponnement ; et comme un premier essai n'arrêta pas l'hémorrhagie, ils appliquèrent un nouveau tampon qui fut imbibé, en partie, de perchlorure de fer, affaibli peut-être ; l'hémorrhagie fut contenue.

Ce fut quelques mois après cet événement que je fus consulté pour savoir ce qu'il y aurait à faire pour une occlusion plus ou moins complète du vagin. Je pus à peine introduire le bout du doigt index dans la petite ouverture que je découvris dans la partie moyenne du vagin : cette ouverture était formée au milieu d'un tissu inodulaire, effet de la cicatrisation d'ulcères qui avaient succédé à l'application du tamponnement.

Je conseillai une opération qui fut pratiquée par le Dr Vallé (mes occupations ne me permettant pas de la faire), et qui réussit fort bien, d'après ce que le mari me dit quelques mois plus tard.

Cette dame est redevenue mère, et je ne sache pas que l'accouchement ait présenté de grandes difficultés.

M. Jacquemier est d'avis, d'après M. Cazeaux, que la compression de l'aorte ne peut que favoriser le reflux du sang dans la veine cave et les branches qui y aboutissent. Si l'hémorrhagie vient des sinus utérins, il est, en effet, difficile de croire à l'utilité de cette compression, à moins qu'elle ne porte en même temps sur la veine cave. J'ai appliqué ce moyen plusieurs fois, toujours sans succès. Une des observations que je rapporte en est un exemple.

Quant au seigle ergoté, je trouve que son action n'est pas constante, qu'elle se fait trop attendre; il faut au moins 40 minutes pour que l'action se produise, dans les cas les plus favorables; et pendant ce long espace de temps, le mal peut faire bien du chemin. J'ai fait usage de ce moyen comme préventif chez des personnes disposées à l'inertie, et je n'ai guère réussi. Il est vrai que je n'ai pas employé le seigle moulu frais qui paraît être plus actif.

L'opium peut être utile, mais c'est lorsqu'un spasme existe.

Je n'ai jamais vu appliquer la transfusion; je ne puis admettre son utilité que comme moyen d'aider à la réparation des ravages causés par une perte de presque toute la masse du sang. Je voudrais qu'avant d'en arriver là, on fît absorber à la malade du rhum ou de l'eau-de-vie à fortes doses, comme je les ai vus employer aux États-Unis et comme je les ai employés moi-même sans le moindre inconvénient. Je sais d'ailleurs que ce moyen est en usage à Paris. M. le Dr Campbell l'y pratique depuis longues années, et je le tiens de lui-même, avec les résultats les meilleurs et les plus concluants.

Je terminerai cette rapide analyse par une observation qui, par la réputation dont jouit son auteur, donnera un plus grand poids aux raisons que je viens d'émettre et qui en quelque sorte les complétera, en ce qui concerne, du moins, l'inefficacité des moyens employés pour combattre l'inertie utérine dans bien des cas:

« Il y a peu d'années », dit notre excellent confrère M. Dubreuilh père, à la page 39 de son mémoire, « je fus » appelé par notre excellent collègue et ami, le Dr Sar» raméa, auprès d'une dame enceinte de sept mois et » demi, mère d'une nombreuse famille, ayant toujours. » des accouchements très-rapides et après quelques » douleurs seulement. Elle était d'une constitution faible, » d'un tempérament lymphatico-nerveux. Dans l'une de » ses précédentes couches, cette dame avait eu une » métrorrhagie qui avait persisté longtemps et pour » laquelle j'avais été appelé à lui donner des soins avec » le Dr Grateloup, son médecin. »

» Cette dame était arrivée à l'époque que je viens de » signaler, sans avoir remarqué aucune perte préalable, » lorsqu'un matin, à quatre heures, elle s'éveilla, n'éprou» vant aucune douleur, mais se trouvant baignée de sang. » On fit aussitôt appeler sa sage-femme, qui, jugeant la » gravité de ce cas, fit prévenir notre confrère. Le » Dr Sarraméa comprit que cette perte, immédiate, » instantanée, était due à l'insertion du placenta sur les » bords de l'orifice. Quand nous arrivâmes vers cinq heures » et demie, la perte était suspendue, et, dans la crainte » de détacher les caillots obturateurs, nous ne fîmes » aucune recherche, renvoyant à plus tard cet examen. » A huit heures, il n'y avait eu rien de particulier ; la » perte se réduisait à un très-léger suintement sanguin. » La malade, habituellement faible, était sous la surveil» lance de son accoucheuse, ancienne sage-femme en » chef de la Maternité, ou de l'une de ses compagnes. Il » n'y avait eu ni syncopes, ni défaillances. Nous nous » donnâmes rendez-vous pour onze heures. Lorsque j'ar-

» rivai chez la malade, à cette dernière heure, je trouvai
» près d'elle, avec les deux sages-femmes, les Drs Sar-
» raméa et Ducasse, qu'on était allé chercher en toute
» hâte. La perte avait recommencé plus abondante
» depuis quelques moments, ne s'accompagnant d'au-
» cune douleur. Le pouls était très-petit, la peau froide,
» le visage anxieux, l'œil terne. Il n'y avait pas de temps
» à perdre ; je fus chargé par mes confrères de procéder
» à l'accouchement. L'orifice était largement dilaté et
» d'une grande flaccidité ; le placenta était entièrement
» décollé et recouvrait l'ouverture de l'utérus, de telle
» sorte que, s'il y avait eu des contractions, le corps
» aurait été expulsé avant la tête de l'enfant. Il me fut
» très-facile de pénétrer dans la cavité de la matrice et
» de manœuvrer à l'aise, les parois de cet organe étant
» aussi flasques que l'orifice. Je déchirai les membranes,
» et j'allai chercher un pied que j'amenai au dehors, et,
» sans me préoccuper du second, je terminai l'accou-
» chement. La délivrance suivit de très-près la sortie de
» l'enfant en faisant de légères tractions sur le cordon,
» pendant que l'un de nos confrères exerçait une pres-
» sion et pratiquait des frictions sur le corps de l'utérus,
» qui ne reprenait qu'à de rares intervalles sa forme
» globuleuse. L'enfant vint vivant ; il était pâle, d'un
» petit volume, et a poussé d'assez forts vagissements.
» Cet enfant a succombé dans la soirée, après avoir reçu
» le baptême.

» Les frictions et la pression la plus exacte sur tout
» le globe utérin n'arrêtaient que momentanément la
» perte ; il en fut de même de la compression de l'aorte.
» Les applications froides sur l'hypogastre et les douches
» également froides, pas plus que les injections utérines,
» n'avaient d'action ; elles ne réveillaient que très-im-
» parfaitement les contractions de la matrice. L'ergot de

» seigle, le perchlorure de fer en potion (1) furent sans
» résultat ; il en fut de même de l'opium et du vin gé-
» néreux.

» La malade vivait encore, mais dans un état déplo-
» rable, poussant de temps à autre de profonds sou-
» pirs.

» Pendant plusieurs heures, nous nous relevâmes pour
» soutenir ou plutôt pour exciter la vitalité de l'utérus.
» Nous étions à bout de forces et plus encore de moyens.
» Nous convînmes, avec notre confrère Sarraméa, de
» faire usage de l'électricité, en nous servant de l'appa-
» reil volta - faradique de Gaiffe. Pendant près d'une
» heure, nous n'eûmes presque aucun résultat ; les pa-
» rois de l'abdomen demeuraient comme insensibles à
» l'action de cet agent ; mais, après un certain temps,
» chaque étincelle paraissait durcir la matrice ; il était
» évident que nous obtenions des contractions des parois
» de cet organe, que nous soutenions par l'application
» des mains assez fortement appuyées sur le corps de
» l'utérus. Nous continuâmes encore plus de demi-heure
» les applications de l'électricité, en dirigeant les cou-
» rants tantôt sur un point, tantôt sur un autre. Nous
» parvînmes enfin à maîtriser l'hémorrhagie ; nous ralen-

(1) Le perchlorure de fer a été employé en injections pour arrêter les
métrorrhagies. M. Dubreuilh, à la page 43, dit : qu'il fut appelé par une
dame « en proie à des accidents d'une péritonite suraiguë ; la dame avait
» souffert des hémorrhagies nombreuses et abondantes, tenant à l'insertion
» du placenta sur l'orifice. Après l'usage de divers moyens, qui ne réussis-
» saient pas, on injecta du perchlorure de fer *suffisamment affaibli :*
» l'hémorrhagie fut arrêtée, mais les accidents métro-péritoniques ne tardè-
» rent pas à se développer et marchèrent avec une très-grande rapidité vers
» une terminaison funeste. »

Il est possible qu'on parvienne à doser ce médicament de manière à pouvoir l'employer en injections pour arrêter les hémorrhagies utérines ; mais
alors ce ne sera point comme hémosmatique qu'il agira, ce ne sera que
comme excitant de l'utérus faisant contracter cet organe.

» tîmes nos applications, et nous comprîmes alors que
» l'étincelle déterminait de légères secousses des parois
» de l'abdomen, que nous n'avions pu apprécier plus tôt.
» L'hémorrhagie fut arrêtée définitivement, mais la com-
» pression du ventre fut toujours maintenue. La malade
» ne fut pas déplacée. Nous prescrivîmes une potion
» tonique stimulante. »

Cette dame guérit sans que la perte se renouvelât.
M. Dubreuilh émet des doutes à l'égard du siége qu'occupait le placenta. Je pense que l'hémorrhagie eut lieu
par l'effet du décollement partiel du placenta, et ce fut lors
de l'entier décollement que l'hémorrhagie se renouvela.

Cette observation démontre l'impuissance des moyens
dont on se sert pour combattre l'inertie de l'utérus. Les
manœuvres exigées pour terminer l'accouchement n'ont
même pas pu exciter les contractions des parois de l'organe. Les moyens employés l'ont été avec persévérance
et avec les soins les plus minutieux; cependant les résultats ont été nuls, et il a fallu employer un nouvel
excitant très-puissant, l'électricité, pour sauver la vie de
la malade.

Je crois avoir démontré que les nombreux moyens
employés pour faire que l'utérus se contracte, lorsqu'il
est dans l'inertie, sont souvent impuissants, et que le
plus simple d'entre eux est au moins aussi excitant que
l'injection de la teinture d'iode. Voici ce que dit de cette
injection le même Dr Dubreuilh, à la page 69 de son
mémoire :

« Le Dr Dupierris, de l'île de Cuba, notre membre
» correspondant, emploie à peu près constamment, dans
» la métrorrhagie puerpérale consécutive à la délivrance,
» des injections avec la teinture d'iode convenablement
» affaiblie. Ce praticien signale un grand nombre de
» faits qui lui sont propres, et d'autres qui lui ont été

» fournis par quelques-uns de ses confrères auxquels il
» avait indiqué ce moyen. Toujours, dit-il, les contrac-
» tions se sont produites, l'hémorrhagie a cessé pour ne
» plus reparaître. Jamais, ajoute-t-il, il n'a observé de
» phlegmasies de l'utérus ou du péritoine succédant à
» cette médication.

» Nous avons fait dans le temps, devant la Compagnie,
» un rapport sur le mémoire de notre collègue de Cuba,
» rapport dans lequel nous faisions comprendre toutes
» nos appréhensions à l'endroit de la production des
» phlegmasies métro-péritonéales à la suite de ces injec-
» tions puissantes. A cette époque, il régnait, dans notre
» ville et dans les environs, un grand nombre de mé-
» tro-péritonites et de fièvres puerpérales, dont les
» conséquences, funestes pour plusieurs des malades,
» préoccupaient les populations et les médecins. Nous
» craignions qu'un agent irritant comme la teinture
» d'iode, même alors qu'on l'aurait diluée, ne vînt ajouter
» une nouvelle cause à l'agent inconnu qui frappait
» autour de nous tant de jeunes mères. Nous n'accep-
» tâmes pas ce moyen ; nous fûmes trop exclusif et trop
» dominé par nos craintes, d'ailleurs bien naturelles à
» cette époque. Mais, en réfléchissant à l'innocuité des
» injections de teinture d'iode dans les synoviales, dans
» les cavités séreuses, dans la tunique vaginale, et no-
» tamment dans le péritoine, et aux faits nombreux
» fournis par M. le Dr Dupierris, nous n'hésiterions plus,
» en présence d'une métrorrhagie grave ayant résisté à
» d'autres moyens, à suivre les conseils donnés par
» notre confrère (1). »

(1) Je regretterais fort que l'expérimentation de ma méthode se fît dans
les cas qui auraient résisté à l'application d'autres moyens ; car il se pourrait
qu'on vînt à lui attribuer des phénomènes morbides qui pourraient être la
conséquence des moyens précédemment mis en usage.

Il me reste maintenant à dire comment je pratique l'opération.

La position que je préfère pour la femme en couches, et la plus commode aussi pour l'accoucheur, est celle qui est décrite dans la xv⁰ observation qu'on trouvera plus loin.

La malade ainsi placée, je retire, avec la main introduite dans l'utérus, les caillots ou autres corps étrangers qui se trouvent dans la cavité ; immédiatement après, je glisse la canule de la seringue, si l'instrument s'y prête, ou bien une sonde de gomme élastique qui admette dans son pavillon la canule d'une seringue moyenne, laquelle contiendra une solution composée de *30 grammes d'eau, 15 grammes de teinture d'iode et 5 décigrammes d'iodure de potassium.* Dans cet état des choses, l'injection est poussée avec force ; la main qui était dans l'utérus sert à fixer la seringue de manière que l'injection soit faite dans la cavité de la matrice. Le liquide qui a baigné l'intérieur de l'organe est rejeté avec assez de violence.

Il est facile de s'assurer de la contraction de la matrice en portant la main sur l'hypogastre ; on trouve cet organe parfaitement rétracté, dur et de forme sphéroïde.

Les suites de couches sont d'une bénignité remarquable ; les lochies sont peu abondantes et n'ont pas une odeur très-prononcée ; elles durent de cinq à sept jours ordinairement. Il se pourrait que des cas se présentassent où il y eût quelques tranchées trois ou quatre jours après l'opération. Ce cas s'est présenté à moi une fois ; la femme rejeta, le cinquième jour, un caillot qui portait la trace de la contraction de l'orifice où il s'était arrêté. La suite n'offrit rien qui ne fût normal.

La seringue dont je me sers est un tube de cristal de la capacité de 50 grammes, garni en argent, et terminé par une canule de 16 centimètres, surmontée d'une boule olivaire percée de plusieurs trous.

Quand je me suis trouvé au dépourvu de cette seringue, je me suis servi d'une sonde de gomme élastique de 4 à 5 millimètres de diamètre et d'une longueur ordinaire, comme celles que nous employons pour le cathétérisme chez l'homme. La canule de la seringue est introduite dans le pavillon, et le liquide est répandu dans l'utérus en sortant par les yeux latéraux.

OBSERVATIONS.

1836. — Ire Observation.

Mme Catherine G....., amie de Mme B....., que je soignais pour une affection de l'utérus, voulut me consulter pour des douleurs qu'elle éprouvait dans les cuisses et au bas des reins, en même temps que de fréquentes pertes de sang. Mme G..... s'était crue enceinte, quoique les règles eussent paru aux époques ordinaires ; mais ayant perdu deux fois beaucoup de sang, avec accompagnement de fortes douleurs aux reins et au bas-ventre, elle croyait avoir fait une fausse-couche de deux mois et quelques jours. Toutefois, douleurs et hémorrhagies reparaissant, elle ne savait plus à quoi attribuer les unes et les autres ; elle en était venue à craindre d'être affectée de la maladie de son amie.

Après un examen aussi minutieux que le permettait son embonpoint, je la jugeai enceinte de cinq mois environ. Ce qu'elle avait pris pour un produit de la conception n'avait dû être, selon moi, qu'un gros caillot.

Informé que dans trois grossesses précédentes on avait

dû avoir recours à la saignée et à des prescriptions affai-
blissantes pour tempérer son état pléthorique, qu'en
dehors de la gestation elle avait ses règles très-abondantes et pendant toute une semaine, et qu'enfin, dans
ses maladies, on devait toujours employer des anti-
phlogistiques, je crus devoir lui indiquer d'observer la
plus grande tranquillité de corps et d'esprit, et de se
nourrir avec modération.

Jusqu'au septième mois, rien à noter; mais, à cette
époque, divers symptômes d'une pléthore générale, tels
que : gonflement des vaisseaux sanguins superficiels,
dureté et plénitude du pouls, sensation de chaleur peu
en rapport avec l'état atmosphérique, douleurs vagues,
céphalalgie, somnolence, etc. Je jugeai prudent, en
conséquence, de pratiquer une ample saignée; il s'en
suivit un soulagement qui continua jusqu'au terme de la
grossesse.

En janvier, je fus mandé pour pratiquer l'accouchement; je trouvai, près de ma malade, Mme Frémaux,
une sage-femme fort instruite, qui l'avait assistée dans
ses couches antérieures. Celle-ci me raconta qu'au dernier accouchement une hémorrhagie fort intense avait
eu lieu, et que l'on avait eu assez de peine pour faire
contracter la matrice.

Le col est à peine dilaté au-delà de l'état normal; les
douleurs des reins et de l'hypogastre sont faibles et peu
suivies. Je recommande de la tranquillité et promets de
revenir. A onze heures, le travail étant fort peu avancé,
je retournai chez moi pour me munir de forceps en cas
de besoin, et aussi de seigle ergoté, et surtout pour
avoir sous la main la seringue, la sonde de gomme élastique et le mélange destiné à l'injection que je me propose d'appliquer au cas où l'hémorrhagie aurait lieu après
la délivrance, comme cela est à supposer d'après les

antécédents (teinture d'iode, 1/2 once; iodure de potassium, 10 grains; eau, 1 once : mêler).

Vers onze heures du soir, les douleurs acquièrent de la fréquence; elles sont un peu plus longues; le col est assez dilaté et il est mou; la poche des eaux devient volumineuse pendant les douleurs; mais, dans les intervalles des tranchées, elle s'aplatit de manière qu'il est facile de reconnaître la bonne position du fœtus, ce qui m'engage à me tenir en observation.

Vers quatre heures du matin, la tête s'engage, et cependant la poche des eaux n'est pas rompue. Je donne 10 grains de seigle ergoté; vingt minutes après, nouvelle dose : j'en donne encore 10 grains après vingt autres minutes. Les tranchées deviennent plus fréquentes et plus fortes; à six heures, je romps la poche des eaux.

A huit heures, l'accouchement était terminé, mais le délivre ne fut expulsé que trois quarts d'heure après; il fallut même exciter les contractions au moyen de frictions à l'hypogastre, et opérer des pressions sur le corps de l'utérus; cet organe était dans l'inertie.

Aussitôt après la sortie du délivre, une hémorrhagie intense se présenta, malgré le massage de l'utérus et la présence de ma main dans la cavité. Je retirai une portion des caillots, et immédiatement l'injection d'iode fut poussée dans la cavité. La contraction fut immédiate; le liquide fut rejeté avec force. En palpant l'hypogastre, on pouvait constater que l'utérus était contracté et douloureux au toucher.

La sage-femme et le mari, qui n'avaient pas oublié combien il avait été difficile d'arrêter l'hémorrhagie lors de l'accouchement précédent, furent très-surpris de voir ce beau résultat. La malade s'était évanouie; elle se sentait très-faible, mais un petit verre à liqueur de cognac la fit se trouver bien au bout d'un moment.

Comme c'était la première fois que j'employais l'injection iodée dans l'état puerpéral, je pris mes mesures pour m'assurer que la contraction utérine serait permanente. J'eus la satisfaction de reconnaître que j'avais réussi. Les lochies coulèrent pendant six jours et ne furent pas très-abondantes. La malade se leva le septième jour, et continua d'allaiter son petit garçon.

Cette observation me remplit d'espoir; j'entrevoyais qu'avec le moyen qui m'avait si bien réussi, il n'y aurait plus lieu de redouter ces hémorrhagies qui font périr tant de mères de famille, surtout dans les pays intertropicaux, où l'on ne saurait appliquer de la glace ou même de l'eau très-froide sur le corps d'une femme dont la circulation sanguine et les fonctions du système nerveux sont plus ou moins troublées, tant par les efforts requis par l'accouchement que par les craintes qui accompagnent cette fonction : le tétanos en serait souvent la conséquence.

1837. — IIᵉ Observation.

Mᵐᵉ Joséphine Blanc.... me fit appeler pour l'assister dans son accouchement. Cette dame, d'un tempérament nerveux, âgée de 22 ans, était mère d'une petite fille de 20 mois; elle était d'une constitution assez faible, mais son état de santé était assez bon.

L'accouchement eut lieu sans le moindre accident, si ce n'est que les contractions utérines furent toujours faibles. Aussitôt que le placenta fut expulsé, une hémorrhagie très-abondante, par l'effet de l'inertie de l'utérus, se présenta : des titillations faites avec soin, des frictions à l'hypogastre, la compression de l'aorte abdominale, rien de tout cela ne suffit à faire que l'utérus se contractât. J'envoyai, tout aussitôt, chercher une seringue à hydrocèle, une sonde de gomme élastique et une demi-once de ·teinture d'iode, mêlée à une once d'eau et un peu d'iodure de potassium. Le tout fut mis dans la seringue. La sonde introduite le long de la main portée dans l'utérus servit à pousser le liquide dans la cavité; la contraction fut immédiate, et tellement forte que la main fut chassée avec violence. De nombreux caillots furent rejetés, et l'hémorrhagie cessa. Tout aussitôt l'utérus prit, à l'hypogastre, le volume d'une grosse orange, et sa fermeté me fit espérer que l'inertie ne reparaîtrait pas. Il en fut comme j'en avais auguré. La malade était faible, ce qui s'explique de reste par l'abondance de sang qu'elle avait perdu; mais, malgré cela, les suites de couches furent des plus heureuses : les lochies durèrent trois jours seulement et en très-petite quantité; le lait se présenta aux seins sans être précédé de fièvre ni autres phénomènes quelconques.

1839. — IIIe Observation.

M^ress J. Lavo..., native des Attakapas, était venue demeurer au faubourg Marigny, où elle n'avait pas toutes les aises dont elle jouissait chez ses parents. Nature hystérique, elle se préoccupait beaucoup des suites de sa grossesse, bien que ce fût la quatrième. Je fus appelé à l'assister pendant son accouchement.

Lorsque j'arrivai auprès d'elle, je la trouvai accouchée, mais non délivrée; son enfant était bien venu. La sage-femme qui l'assistait redoutait, me dit-elle, les suites, parce que l'accouchement avait été trop prompt, et que depuis ce moment la matrice ne s'était pas contractée. Je prescrivis du seigle ergoté par prises de 10 grains tous les quarts d'heure, jusqu'à quatre doses si la matrice ne se contractait pas avant ce temps.

Au moment de prendre la quatrième dose, il y a un peu de douleur, et l'arrière-faix est rendu ; mais, après lui, une hémorrhagie se déclare, et l'utérus est flasque. Introduisant la main dans l'utérus, j'y trouve des caillots que j'extrais ; puis, je place la main gauche sur le fond de l'organe, tandis que je frictionne l'intérieur. N'obtenant pas de résultats, et voyant que la matrice ne fait pas le moindre mouvement, je me décide à pratiquer l'injection iodée, telle que je l'avais employée chez Mme G..... Les conséquences ne se font pas attendre : l'hémorrhagie cesse, et l'utérus contracté vient occuper la région sus-pubienne sous la forme d'un corps globuleux, de consistance ferme.

Je fais prendre un mélange de wisky et d'eau sucrée, qui ranime la malade ; un bouillon froid toutes les trois heures ; eau vineuse sur demande.

Les lochies ont coulé assez bien pendant cinq jours ; la malade n'a rien éprouvé d'extraordinaire ; elle nourrit son enfant, d'après mon conseil ; son mari, qui craignait qu'elle ne fût pas capable d'allaiter l'enfant, a vu, ce que je lui avais prédit, que les soins qu'exigerait son nourrisson étaient le meilleur des remèdes contre les attaques hystériques de la jeune mère. La santé de Mme L..... est bien meilleure qu'auparavant, et elle s'aide, dans l'allaitement de son enfant, par du lait de vache affaibli, qu'elle lui fait prendre au moyen du biberon.

1843. — **IVe Observation.** — A la Havane.

Je fus appelé, en 1843, pour terminer l'accouchement d'une négresse, esclave de M. L., habitant de la Havane. Je trouvai auprès de la malade deux jeunes médecins qui, malgré tous les moyens employés, y compris le forceps, n'étaient pas parvenus à terminer l'accouchement. La tête était cependant dans le détroit inférieur ; le ventre de la mère était très-volumineux et lobulé, ce qui, en me faisant penser à une grossesse double, me donna l'idée que les deux fœtus pouvaient s'être engagés simultanément, et que l'un des deux devait, en quelque sorte, servir de coin et diminuer ainsi le diamètre à traverser.

Mes recherches furent aussi complètes que l'état des parties un peu tuméfiées pouvait le permettre, et je découvris seulement que la tête était en bonne position. Passant ma main sur l'abdomen, dans l'intervalle de deux douleurs, je trouvai dans la région hypogastrique un corps dur et circonscrit occupant la fosse iliaque gauche et atteignant le pubis. Cette tumeur me sembla être la tête d'un fœtus, laquelle tête ne pouvait être celle que j'avais touchée dans le vagin. Ceci me confirma dans ma première idée d'une grossesse gémellaire. Je fis en sorte de contenir cette tumeur pendant la poussée de plusieurs tranchées ; mais j'eus le regret de voir que le travail n'avançait pas plus qu'auparavant.

Je me décidai à réappliquer le forceps. Après d'immenses efforts, la tête fut amenée en grande partie au dehors de la vulve. La tumeur de la fosse iliaque devait avoir avancé en même temps que la tête, car on ne put la retrouver. Deux doigts introduits dans la vulve me firent découvrir une seconde tête appliquée contre le cou du fœtus couronné. Après avoir considéré que le travail, par trop long, devait avoir gravement compromis l'existence du premier fœtus (la femme nous informant d'ailleurs que depuis assez longtemps elle n'avait ressenti aucun mouvement dans l'abdomen), je convins, avec mes confrères, que nous devions concentrer tous nos efforts de traction sur la première tête. Mes tractions avaient pour but d'entraîner la seconde tête : celle-ci finit, en effet, par descendre en position telle que je pusse la saisir avec le forceps, ce que je fis.

Bien agréable fut ma surprise en n'éprouvant pas de difficulté pour l'application de l'instrument, ce à quoi je ne m'attendais guère. Le cou du premier fœtus étant très-mince se trouvait adossé à la commissure de la vulve. Je pus donc extraire la tête du second fœtus. Dès ce moment, nous pûmes reconnaître que les cous des deux fœtus étaient confondus dans leur base, ce qui ne nous laissa pas douter que nous avions affaire à une monstruosité, et que par conséquent les deux fœtus devaient être amenés ensemble. Après avoir réuni les deux têtes, que j'enveloppai d'un linge fin, je fis des tractions modérées et méthodiques, et j'eus bientôt la satisfaction d'amener les corps des fœtus sans accident.

Peu d'instants après l'accouchement, la délivrance eut lieu ; elle fut suivie d'une hémorrhagie et d'une inertie de l'utérus. On comprend qu'après d'aussi grands efforts de la matrice, efforts stériles, la conséquence devait être l'inertie de cet organe. Des frictions furent faites sur la région hypogastrique, pendant que des titillations avaient lieu sur le col utérin. L'artère aorte abdominale fut long-temps comprimée, mais rien ne parvenait à contenir l'hémorrhagie. Je dus enfin faire l'injection iodée que j'avais déjà employée plusieurs fois, même dans les hé-morrhagies passives en dehors de la gestation.

J'envoyai chez un pharmacien chercher la teinture d'iode et en même temps une seringue de cristal avec une longue canule terminée en olive percée de différents trous. Je fis l'injection avec une demi-once de teinture d'iode et une once d'eau. Le liquide fut bien promptement rejeté par l'effet de la contraction de l'utérus. Cet organe entra aussitôt dans la condition normale, malgré son pénible travail.

Dès ce moment, la malade fut mise à l'usage de toniques et à une demi-tasse de bouillon toutes les trois heures. Elle s'endormit bientôt, et, à son réveil, elle dit qu'elle était bien, mais très-faible et très-fatiguée. Les lochies étaient peu abondantes, mais de bon aspect. A partir de ce moment, tout a marché avec régularité, et, à part la faiblesse qui persista pendant quelque temps, les résultats furent les plus normaux qui puissent succéder à un accouchement artificiel.

Les fœtus étaient unis face à face, depuis la base du cou jusqu'aux approches des ombilics. A part ceci, ils étaient parfaitement conformés ; les parties génitales, les extrémités et les têtes étaient naturelles ; les colonnes vertébrales ne présentaient pas de difformités ; les cous étaient simplement unis à leur base. Immédiatement au-dessous des cous, on trouvait distinctement les clavicules de chacun des fœtus ; mais, à partir de ce point, les poitrines se confondaient, les côtes vraies étaient collées ensemble.

L'adhérence, qui paraissait dépendre d'une soudure entre les cartilages, présentait de chaque côté une rainure longitudinale qui se continuait jusqu'au bas de la poitrine, parfaitement identique de chaque côté ; on aurait dit que c'était là la ligne de séparation des deux petits êtres ; rien n'indiquait si l'adhérence n'avait pas lieu, dans les parties molles surtout.

Le placenta était double, mais les deux portions étaient unies par un tissu assez ferme, qui se terminait à la face externe par un raphé proéminent. Les placentas étaient de forme oblongue et se contournaient un peu des deux côtés vers le point de jonction que je viens de mentionner.

Les points d'insertion des cordons étaient assez rappro-
chés l'un de l'autre.

La monstruosité en question, qui appartient à la
classe des autositaires de Geoffroy de Saint-Hilaire,
était un fait trop intéressant pour que je renonçasse à
l'étudier spécialement et à la décrire. Mais comptant sur
l'offre que me fit le professeur de physiologie de l'école
médicale de la Havane, à qui je livrai les fœtus, d'en
faire lui-même la dissection, je ne m'en occupai pas.
J'eus tort assurément, car, quelque insistance que
j'y aie mise, cette dissection resta toujours à l'état de
projet.

J'ai l'espoir qu'on excusera la longueur de cette
observation qui m'a paru trop importante pour en
supprimer le moindre détail, bien que plusieurs de
ces particularités s'éloignassent de mon sujet (1).

Juin 1844. — Vᵉ Observation.

Dᵃ Rosa B. de A. me consulta pour une tumeur qui
avait son siége dans la glande mammaire droite. Les
symptômes qui me furent rapportés, la dureté et l'iné-
galité de la tumeur me firent diagnostiquer un squirrhe;
et comme la tumeur était libre et que pas un ganglion
de ses alentours n'était affecté, je conseillai l'opération.

Mon conseil fut rejeté.

Le 18 décembre, Dᵃ Rosa vint à ma consultation pour

(1) Cette observation est une traduction de celle qui fait partie d'un mémoire que je publiai sur les métrorrhagies dans le *North American medico-
chirurgical Review*, qui se publie à Philadelphie, nᵒ de janvier 1857. Je dois
faire observer que cette observation date de 1843, bien qu'une erreur de typo-
graphie dans le texte anglais paraisse la placer deux ans plus tard. Ce fut la
première injection que je fis à la Havane dans le cas d'hémorrhagie puerpérale, et cela en présence de deux médecins.

savoir ce qu'elle aurait à faire pour une affection utérine dont elle souffrait beaucoup. Voyant qu'elle ne me
parlait pas de son sein, je lui en demandai des nouvelles; elle me dit qu'elle en était guérie, que le
Dr Gut. l'avait traitée par la compression, d'après la
méthode de M. Récamier. En effet, la tumeur avait
disparu. Mais les souffrances de l'utérus dataient de la
disparition de l'affection squirrheuse du sein; cette dame
en était convaincue, et regrettait de n'avoir pas suivi
mon avis.

Après que j'eus placé D[a] Rosa de manière à introduire le spéculum, j'introduisis l'index pour connaître
la position du col : je trouvai cette partie très-tuméfiée,
avec des indurations partielles. Le spéculum mit à dé-
couvert un ulcère carcinomateux, saignant au moindre
contact d'un corps quelconque; l'ulcère s'étendait à la
moitié au moins du col, y compris l'ouverture.

Des douleurs lancinantes, la pâleur du *facies*, des
hémorrhagies fréquentes et la forme de l'ulcère ne me
laissèrent pas de doute sur sa nature cancéreuse.

Cette dame était, à cette époque, enceinte de quatre
mois environ.

Son mari et son beau-père (celui-ci médecin) vinrent
savoir ce que je pensais de l'état de D[a] Rosa. Je leur répon-
dis que je croyais que l'affection squirrheuse, en aban-
donnant le sein, s'était portée sur l'utérus; qu'il y avait
ulcération carcinomateuse, et qu'en plus il y avait la
complication d'une grossesse qu'on avait soupçonnée;
que, par conséquent, je ne voyais autre chose à faire qu'à
prévenir ou au moins combattre les hémorrhagies, afin de
ne point laisser trop affaiblir la pauvre malade. Je prescrivis, à cet effet, les injections iodées qui réussissaient
presque toujours à arrêter le flux sanguin. Je tairai les
autres moyens que je conseillai, et je ne suivrai pas

l'histoire de cette maladie qui n'a trait qu'indirectement à mon but.

Le 22 avril 1845, je fus mandé pour accoucher Dᵃ Rosa : je trouvai la malade dans un état de faiblesse qui me donna les plus grandes appréhensions. Son corps était infiltré, la peau très-froide, et le *facies,* celui d'un cadavre.

Le col de l'utérus était une fongosité infecte; il s'en écoulait une sérosité qui corrodait toutes les parties par où elle passait. L'accouchement eut lieu sans le moindre effort; on aurait dit que l'enfant glissait, mû par son propre poids. Le délivre ne tarda guère à suivre l'enfant.

L'inertie de la matrice amena un flux sanguinolent assez abondant. L'injection iodée fut projetée dans l'utérus, et cet organe obéit à l'excitant mis en contact avec sa cavité.

La malade vécut jusqu'au 7 mai, soutenue par le rhum dont elle usa largement pendant et après la parturition.

La fille à qui elle donna le jour, et que je revis lorsqu'elle avait 14 à 15 ans, était fort gentille; elle avait le tempérament lymphatique de sa mère, et je crains bien qu'elle ne finisse comme elle.

1844. — VIᵉ Observation.

Rafaele S., négresse libre, âgée d'environ 34 ans, déjà mère de trois enfants, venait de mettre au monde le quatrième, lorsqu'une hémorrhagie considérable se présenta avant l'expulsion du délivre. L'accoucheuse me fit immédiatement appeler. Je trouvai la malade dans un état de pâleur cadavéreuse; la peau était froide et couverte d'une sueur glutineuse. La malheureuse femme était en défaillance; le flux sanguin continuait avec force, quoique la quantité de sang perdue fût d'au moins deux litres.

Après avoir préparé l'injection que je me proposais de faire, j'introduisis la main pour finir de détacher le placenta, qui était en partie décollé. La matrice était dans l'inertie la plus complète. Le placenta extrait, ainsi que de nombreux caillots qui occupaient la cavité utérine, l'injection est poussée avec force, l'utérus la rejette bientôt, et la rétraction de l'organe arrête l'hémorrhagie.

La malade prend plusieurs fois du rhum et des bouillons froids; ses forces reviennent petit à petit; je lui enjoins le repos le plus parfait.

Deux jours après l'opération, je revois la malade : elle est encore un peu faible, mais elle se trouve bien; les lochies coulent sans beaucoup d'abondance; elles sont de bonne nature.

Deux jours plus tard, la malade reprend ses forces; elle allaite son enfant; les seins sont gonflés; elle n'a pas eu de fièvre de lait.

Août 1844. — VIIe Observation.

D. Simon B., à qui je donnais des soins pour une affection grave de la bouche, avait amené avec lui une négresse de sa campagne pour le soigner. Un jour, D. Simon me fit demander en toute hâte, pour aller voir sa domestique qui, après être accouchée, se mourait d'une hémorrhagie foudroyante; le placenta avait suivi de près l'accouchement qui avait été long et pénible. Je trouvai auprès de la malade deux médecins qui l'assistaient depuis deux jours pour ses couches; ils avaient dû employer le forceps pour terminer l'accouchement. Des frictions à l'hypogastre et à l'intérieur de l'utérus, cet organe massé en différents sens, la compression de l'aorte, un citron exprimé dans la cavité utérine, rien n'avait pu faire que l'utérus se contractât. L'inertie était complète, la malade était froide, elle avait de fréquentes convulsions; on s'attendait à tout instant de la voir finir.

Ayant été prévenu du motif pour lequel on me demandait, je pris mes précautions pour être en mesure de faire l'injection. Je priai le Dr Rodriguez, qui était l'un des médecins, de porter la main dans l'utérus pour extraire les caillots qui s'y trouveraient, et pour servir de guide à la sonde de gomme élastique qui devait porter l'injection d'iode dans la matrice. Tout fut exécuté sans perte de temps. Les résultats ne se firent pas attendre, la rétraction s'opéra rapidement. La main posée sur l'hypogastre perçut de suite l'utérus sous une forme globuleuse et très-ferme occupant la région sus-pubienne.

Le rhum que, par mon conseil, on avait fait prendre à la malade, et l'ammoniaque qu'on lui avait fait respirer, lui firent reprendre ses sens. On continua à lui donner un petit verre à liqueur de rhum toutes les deux heures, et, dans l'intervalle, du bon bouillon.

Je laissai la malade aux soins de son médecin, et j'appris, quelques jours plus tard, par son maître, qu'elle était fort bien, mais que l'enfant était mort à la suite du tétanos *neo-natorum*.

1845. — VIIIe Observation.

D^a Maria de Card... de Em... est enceinte de six mois. A la suite d'une course à cheval à la campagne, elle est atteinte d'une métrorrhagie abondante pour laquelle je suis demandé en toute hâte.

Ma malade est jeune et primipare ; elle éprouve des douleurs lombaires et hypogastriques assez intenses ; la quantité de sang rendue est d'une livre et demie environ : cette femme, très-nerveuse, se croit perdue ; de mon côté, je crois à un avortement prochain.

Je prescris : position horizontale avec le bassin un peu plus élevé que les épaules, ce qu'on obtient en plaçant un oreiller sous le siége ; lavement au quart avec trente gouttes de laudanum, à répéter une heure plus tard ; diète.

Le col de l'utérus n'annonçant pas un commencement de travail, et l'hémorrhagie n'étant plus aussi forte, les douleurs de l'hypogastre ayant cessé, je prescris pour le lendemain, à une heure d'intervalle, deux nouveaux lavements laudanisés.

A cinq heures du matin, la perte continuait, mais faiblement. J'arrivai à huit heures ; et comme tout indiquait que l'avortement n'aurait pas lieu, je me contentai de faire garder la position horizontale, sans élévation du bassin, et de prescrire l'usage de bouillon pour toute nourriture ; je recommandai, en outre, de revenir aux lavements laudanisés, si la perte se renouvelait.

Le lendemain je vis la malade ; elle était parfaitement bien : j'augmentai la dose de nourriture ; mais j'exigeai la continuation de la position horizontale.

Le cinquième jour, tout était parfaitement en ordre. Je ne revis la malade que le 12 novembre, jour où je suis mandé pour l'accoucher.

Les membres abdominaux et les parties sexuelles sont œdémateux à un très-haut degré ; la sage-femme qui l'assiste depuis que les douleurs ont commencé, est fort instruite. Ayant appris qu'à six mois elle avait eu une hémorrhagie considérable, cette accoucheuse crut qu'il s'agissait d'un cas d'adhérence du placenta à l'orifice utérin, et demanda qu'on me fît appeler, puisque c'était moi qui avais donné des soins lors de l'hémorrhagie.

La malade est faible par suite de vomissements qui lui ont fait rejeter les aliments que depuis deux jours elle a pris. Je lui fais prendre du bouillon froid avec deux cuillerées de rhum ; cet aliment est conservé ; il est continué toutes les deux heures, sans qu'il y ait de nouveaux vomissements.

Le col est peu dilaté, la poche des eaux commence à se former. Ayant appris que la malade n'a pas eu de selles depuis trois jours, je prescris un lavement simple d'eau fraîche. Pendant que la malade rend son lavement, elle éprouve une forte tranchée, bientôt suivie de plusieurs autres. Le travail se fait rapidement ; le col est bien dilaté ; la poche des eaux ne tarde pas à se rompre. La tête se présente en première position, et, au bout de trois heures, la malade est délivrée sans qu'une hémorrhagie ait eu lieu pendant ni après l'accouchement, preuve que l'hémorrhagie qui avait eu lieu trois mois auparavant n'était pas l'effet d'une adhérence du placenta à l'orifice.

Quoiqu'il n'y eût pas d'hémorrhagie, l'utérus ne se contractait cependant pas, malgré les frictions à l'hypogastre et les titillations du col et même des parois. Je me décidai alors à pratiquer l'injection iodée, et j'eus la satisfaction de voir bientôt l'utérus revenir sur lui-même.

Les suites de couches furent très-heureuses, malgré l'anasarque qui suivit son cours ; je continuai mes soins à la malade, et le sixième jour je combattis plus directement la leuco-phlegmasie. Je vins à bout de cette affection après deux mois de soins assidus ; ma malade fut parfaitement rétablie.

Sa petite fille, qu'une négresse nourrit, se porte également fort bien.

1845. — IXe et Xe Observations.

Mon ami, M. le Dr Barbe, de la Nouvelle-Orléans, m'écrit qu'il a appliqué deux fois l'injection iodée pour arrêter des hémorrhagies utérines qui avaient eu lieu dans sa pratique; que, les deux fois, l'inertie avait été immédiatement vaincue, et l'hémorrhagie arrêtée sans retour d'aucun symptôme.

Les suites de couches, dit mon ami, ont été des plus heureuses.

1846. — XIe Observation.

D^a Juana Jimen..., d'un tempérament lymphatique, âgée d'environ 28 ans, est à sa troisième grossesse : les deux antérieures n'ont rien offert de particulier; mais cette jeune femme est prise d'un découragement très-grand, sans qu'on puisse l'attribuer à autre chose qu'à la lenteur avec laquelle le travail s'opère et quelques vomissements qui lui causent une assez grande faiblesse. Son accoucheuse, D^a Josefa Dominguez, craignant que ce découragement ne devînt une cause d'accidents graves, demanda l'assistance d'un médecin. Je me suis rendu auprès de la malade, que j'ai trouvée en syncope; peu d'instants après, je pus lui faire prendre du vin chaud qui avait été bouilli avec de la cannelle et du sucre. Elle recouvra un peu de forces et de courage. Je l'examinai et m'assurai que la position du fœtus était bonne; le col était trop peu dilaté pour m'engager à rompre les membranes, malgré le désir que j'en avais, attendu que les eaux de l'amnios étaient en trop faible quantité pour que la poche des eaux pût aider à la dilatation du col. J'attendis donc que la tête s'engageât un peu plus.

Il s'était écoulé à peu près une heure depuis cet examen, quand les douleurs se présentèrent à la suite d'un peu de rhum que la malade venait de prendre ; je déchirai les membranes en les grattant avec l'ongle ; elles étaient appliquées sur la tête du fœtus ; il n'y eut pas d'eau après la déchirure. Dès ce moment le travail progressa, et, trois heures après, je reçus un petit garçon, ayant deux tours du cordon autour du cou. Je dégageai l'enfant, et, après avoir fait deux ligatures au cordon, comme je le pratique toujours, l'une pour le nouveauné, l'autre pour le placenta, j'opérai la section entre les deux ligatures, et remis l'enfant à la sage-femme.

Une heure après l'accouchement, voyant que l'utérus était dans un état d'inertie, qu'il y avait hémorrhagie peu considérable, il est vrai, mais encore trop abondante pour une femme aussi faible, je me décidai à aller rechercher le placenta qui adhérait encore par certains points. L'opération du détachement terminée, je l'entraînai au dehors, et, avec lui, bon nombre de caillots.

L'inertie de la matrice continuant encore après ces manœuvres, je poussai l'injection d'iode dans la cavité utérine. L'effet fut prompt ; l'utérus revint sur lui-même et présenta, à la région sus-pubienne, la forme globulaire et la consistance ferme qui lui sont propres lorsqu'il est bien contracté.

Une alimentation tonique, sous un petit volume, fut prescrite, et la malade continua à bien aller.

1847. — XIIᵉ Observation.

Dᵃ Cat. A. de M..., âgée d'environ 30 ans, d'un tempérament lymphatico-nerveux, a souffert, pendant une dizaine d'années, d'une affection du foie, que j'ai été appelé à soigner. Son état était tellement grave que je craignais pour ses jours ; mais, à force de soins, une amélioration se produisit. Dès que sa santé fut en meilleure phase, D^a Cat. de M... devint enceinte. Cet événement me causa de nouvelles alarmes, surtout quand son père, le Dr A., m'eut informé qu'il avait éprouvé de très-grandes difficultés à l'accoucher de son premier et unique enfant, lequel n'avait pas vécu. Ces difficultés avaient eu leur source dans le rétrécissement du diamètre transverse du détroit inférieur, causé par le rapprochement des tubérosités ischiatiques. Mais fort heureusement le fœtus était très-petit, et l'obstacle avait été franchi lentement, il est vrai, mais sans accident. Mme M... redevint enceinte quelques mois plus tard, et son état de faiblesse continua. Je conçus l'espoir que si cet état de faiblesse était communiqué au fœtus, celui-ci ne se développerait pas beaucoup, et qu'alors l'accouchement pourrait se terminer aussi heureusement que le précédent.

La grossesse n'amena aucune particularité digne d'attention ; mais nous n'étions pas au bout de nos peines. Je réclamai l'aide d'un confrère pour m'assister dans le travail qui était commencé. Après que nous eûmes constaté la difformité dont il a été question, nous trouvâmes que la tête du fœtus était en première position, et qu'elle était volumineuse. Considérant que le peu de forces de notre malade ne permettait guère que l'accouchement pût avoir lieu naturellement, nous convînmes d'appliquer le forceps dès que le cas le permettrait ; nous espérions encore de la sorte prévenir une hémorrhagie quelconque. L'occasion d'appliquer l'instrument ne nous fut fournie que lorsque la tête fut arrivée au point d'où une femme bien constituée eût pu l'expulser par une seule tranchée. Pendant ce temps, la malade s'affaiblissait, et ses extrémités devenaient froides. Ces symptômes, joints à la dyspnée, me faisaient craindre qu'il n'existât une hémorrhagie. J'envoyai, de suite, chercher de la teinture d'iode et une seringue convenable. Le forceps fut appliqué facilement; il amena un enfant mort, et, à sa suite, sortit une quantité considérable de sang. La malade prit deux cuillerées d'eau-de-vie, et tout aussitôt je portai la main dans l'utérus pour aller rechercher le placenta qui tenait encore par une très-faible partie. Cette manœuvre ne suffit pas pour faire contracter l'utérus. Dès lors, une fois en possession de l'iode, l'injection fut faite, l'inertie de l'utérus cessa, et avec elle aussi l'hémorrhagie.

Je continuai de combattre l'état anémique par des toniques et des bouillons; j'ordonnai une potion éthérée. J'aurais à répéter ce que j'ai dit dans d'autres observations, si je voulais dire comment les choses se sont passées dans la suite de couches de Mme M... Je m'en abstiendrai, et je dirai seulement que, pendant une douzaine de jours, je fus obligé d'extraire l'urine de la vessie trois fois par jour, l'inertie de cet organe empêchant la miction de se faire.

1854. — XIIIe Observation.

Mme C... avait donné le jour à un gros enfant, vers onze heures du matin; je fus appelé près d'elle, et trouvai à son chevet deux médecins distingués (M. le Dr Bustamante, professeur d'anatomie de l'école de la Havane, et M. le Dr Masnata) qui avaient réclamé un troisième confrère.

Je fus informé par ces messieurs qu'une forte hémorrhagie s'était présentée dès la sortie du fœtus; qu'ils avaient vainement essayé d'extraire le placenta et de faire cesser l'inertie de la matrice. Divers moyens avaient été essayés pour faire contracter l'utérus; mais tout avait été vain. L'un des médecins continuait la compression de l'aorte abdominale, et, malgré cela, le sang continuait à couler.

Mme C..., d'un tempérament lymphatico-nerveux, était dans un état de complète anémie; elle avait des convulsions fréquentes, de la dyspnée, des syncopes; des sueurs froides couvraient tout son corps. Sa respiration était par moments stertoreuse. Le pouls, très-faible et très-fréquent, se suspendait à chaque défaillance.

Je proposai l'injection d'iode, et, comme le temps voulu pour l'obtenir pouvait être un peu long, nous convînmes de soutenir les forces de la malade, en lui donnant de l'eau-de-vie ou du rhum. Deux cuillerées furent données tout d'abord; et comme il avait été également décidé que le placenta serait extrait, je poussai ma main droite le long du cordon que je tenais de la gauche. Je trouvai qu'une petite portion était détachée; je continuai le décollement, et six minutes suffirent pour compléter l'opération. Mais tous nos moyens mis en usage pour faire contracter l'utérus demeurant toujours sans effet, l'inertie et l'hémorrhagie continuaient. On persévéra, cependant, dans la compression de l'aorte; on appliqua, sur l'hypogastre, de l'alcool, un linge trempé dans l'eau vinaigrée; mais tout fut sans effet. La teinture d'iode et la seringue arrivèrent enfin; et voyant qu'aucune amélioration n'avait lieu, l'injection fut faite comme dans les cas précédents, et le résultat fut la cessation de l'hémorrhagie et la contraction de la matrice.

Dès que la malade eut pris deux autres cuillerées de rhum, et qu'elle eut été placée dans son lit, nous la fîmes envelopper dans des flanelles chauffées; on plaça des bouteilles d'eau chaude le long de son corps. On lui faisait, presque sans interruption, respirer du rhum ou de l'éther; et pendant qu'elle était en défaillance, on remplaçait ces liquides par de l'ammoniaque. Son pouls était d'une énorme fréquence et d'une grande faiblesse, et parfois il cessait de battre. Malgré la gravité des symptômes, nous ne nous découragions cependant pas. Nous fîmes saupoudrer toutes les parties couvertes de sueur avec de l'amidon en poudre, mêlé à une égale partie de quinquina également pulvérisé. Il fut ordonné qu'une demi-heure après l'ingestion d'une cuillerée de rhum, elle prendrait une cuillerée de sirop d'éther, et qu'au bout d'une nouvelle demi-heure de cette cuillerée on donnerait trois cuillerées de bouillon. Ainsi fut-il fait, et, de plus, on donna de l'eau vineuse quand la malade la désirait.

L'un des médecins demeura près de la malade; ses soins continuels pendant trois heures firent que celle-ci s'endormit, mais ce sommeil ne dura que dix minutes. Pendant qu'elle dormait, la respiration était bruyante; on aurait dit plutôt le souffle d'un agonisant. Réveillée, elle fit un mouvement comme si elle suffoquait; mais les symptômes, après ce moment de sommeil, ne parurent plus aussi graves; le pouls devint un peu plus fort, les défaillances étaient moins fréquentes, les inspirations plus amples et plus souvent répétées. Les moyens indiqués furent continués, et ils n'étaient momentanément suspendus que par de courts intervalles de sommeil assez fréquents.

Lorsque je fus assuré de l'amélioration de la malade, je demandai qu'on m'apportât le délivre que j'avais recommandé qu'on gardât. J'observai qu'il était énorme, et j'y trouvai une déchirure de quatre pouces de long et d'un demi-pouce de profondeur. Cette déchirure était située à demi-pouce environ du point d'insertion du cordon; celui-ci, dont l'épaisseur était d'environ demi-pouce, avait seulement neuf pouces de long. Si l'on admet trois pouces à la portion du cordon accolée à l'enfant, on voit que, pour que le cordon eût eu la longueur normale, il aurait dû avoir douze pouces de plus qu'il n'avait réellement.

Après cet examen, je me suis demandé à quoi devaient être attribuées l'hémorrhagie et l'inertie de l'utérus, dans le cas de Mme C... J'ai reconnu un décollement partiel du placenta, une forte déchirure, un cordon extrêmement court, et une inertie de la matrice. Puisque l'hémorrhagie suivit de près la sortie du fœtus, cela ne saurait être attribué au décollement placentaire. La déchirure, au contraire, est celle qui me paraît avoir fourni le sang qui s'est écoulé; mais la déchirure ne peut être attribuée à des tractions faites dans le but d'extraire le placenta, puisque l'hémorrhagie précéda ce moment, puisqu'elle eut lieu pendant la sortie du fœtus. Je suis donc porté à croire que la déchirure fut causée par le tiraillement du cordon pendant le travail; ce qui me le prouverait, c'est la brièveté du cordon.

Quant à l'inertie, elle peut être l'effet de la grande dimension du placenta; mais l'état asthénique causé par l'immense perte de sang est, au moins, la cause secondaire, sinon primaire, de l'inertie.

Revenons maintenant auprès de notre malade, que nous avons laissée avec une petite amélioration. La respiration est encore fréquente, les défaillances ont encore lieu parfois, mais les sueurs sont moins abondantes et moins froides; le pouls est un peu plus fort, mais encore très-fréquent (150 pulsations par minute). Les intervalles de sommeil sont un peu plus longs et moins troublés. On continue la même médication.

La même incertitude continua pendant trois jours consécutifs; mais alors l'amélioration que présentèrent tous les symptômes nous fit concevoir quelque espoir. La malade désira voir son enfant, dont jusqu'alors elle n'avait pas eu l'air de s'inquiéter. Les stimulants furent suspendus; on continua, toutefois, à donner une demi-tasse de bouillon toutes les trois heures, et pour boisson ordinaire une décoction de chiendent et de capillaire, ou de l'eau vineuse à son choix. La fièvre de lait fut très-simple. L'amélioration de chaque jour permit d'accorder à la malade le régime habituel à la suite des couches. Du lactate de fer fut prescrit, et elle en continua l'usage pendant deux mois.

Trois mois après son accouchement, Mme C... était encore anémique et pouvait à peine faire un peu d'exercice. Le progrès continuait cependant. Aujourd'hui elle est aussi bien portante que d'habitude.

Comment doit-on considérer ici les effets de l'iode? ou mieux, comment ce médicament agit-il? Est-ce comme astringent ou bien comme excitant? Si l'action des astringents cause une espèce de crispation sur les parties sur lesquelles ils sont appliqués, et si les excitants, au lieu de produire cet effet, stimulent les tissus de l'organe, et, par ce fait, le rendent plus apte à reprendre l'exercice de ses fonctions, il devra résulter de ce dernier effet une accélération dans les phénomènes vitaux, affaiblis par l'état asthénique des malades. Nous pouvons maintenant établir que l'hémorrhagie est arrêtée en vertu d'une action qui se substitue à l'action naturelle. Le résultat de l'excitation intra-utérine se substitue donc aux forces vitales épuisées pour faire contracter les tissus utérins, et, partant, resserrer les vaisseaux de manière qu'il n'en puisse plus sortir de sang, et enfin rétablir la circulation normale (1).

1855. — XIV⁰ Observation.

Il s'agit d'une négresse libre, primipare, dont les forces étaient épuisées, la sage-femme, fort ignorante, l'ayant mise en travail bien avant qu'elle n'eût dû le faire.

Le cas n'a offert d'autre particularité que celle de l'inertie de la matrice, et une faible hémorrhagie que je combattis efficacement, comme à l'ordinaire, par l'injection iodée.

1856. — XV⁰ Observation.

Dᵃ Catalina H. de Flores..., âgée de 38 ans, mère de trois enfants, est enceinte de six mois et quelques jours. Étant venue passer la saison d'été dans une campagne qu'elle possède près de ma résidence, elle sollicita plusieurs fois mes soins, que je ne lui refusai pas, quoique déjà je n'exerçasse plus la médecine.

Une nuit, cette dame fut prise de convulsions, la bouche pleine d'une salive sanguinolente, un peu écumeuse. Mᵐᵉ de Fl... n'avait jamais eu de pareils accidents. On m'envoya chercher en même temps qu'on envoyait aussi chercher son médecin qui habitait la ville, c'est-à-dire, à cinq kilomètres environ. Quand j'arrivai, vers quatre heures du matin, je reconnus que j'avais affaire à une éclampsie; je fis prendre, en attendant son médecin, une potion antispasmodique et un lavement d'assa-fœtida.

A l'arrivée de mon confrère, à quatre heures et demie,

---

(1) Cette observation, ainsi que celle qui la précède et celle qui porte le n⁰ IV, font partie du mémoire publié, en 1857, dans le *North American medico-chirurgical Review* de Philadelphie.

nous crûmes devoir continuer la potion, à laquelle nous ajoutâmes 5 centigrammes d'extrait de belladone pour 180 grammes de potion.

Vers sept heures, deux autres confrères nous furent adjoints; il en vint encore d'autres plus tard ; enfin, à huit heures, nous nous trouvâmes sept médecins réunis. L'opinion générale fut que la malade était dans le plus grand danger : les convulsions étaient continuelles, elles se succédaient presque sans interruption. Afin de ne pas m'étendre plus que de besoin sur ce cas, j'arriverai de suite à dire que je proposai l'accouchement prématuré artificiel, ce qui fut accepté.

La malade fut placée sur le bout d'un lit de sangles, sur le milieu duquel une chaise avait été renversée pour former un plan incliné. Un oreiller un peu ferme fut mis sous le siége ; et d'autres recouvraient le dossier de la chaise ; le tout recouvert et garanti par des alèzes et une toile cirée, laquelle aboutissait à un grand vase placé à terre à l'extrémité du pliant, et destiné à recevoir ainsi les liquides qui s'échapperaient pendant l'accouchement. Les pieds de la malade étaient appuyés sur des chaises disposées l'une à droite, l'autre à gauche du vase, et plus basses que le pliant. Deux personnes assises sur les bords de ces chaises devaient soutenir les genoux pendant les efforts d'expulsion. Une autre chaise, placée entre les deux dont je viens de parler, était là pour l'opérateur. On couvre la malade au moyen d'un drap (ce drap est remplacé par une couverture, si la température l'exige), et on relève la chemise de manière à ce qu'elle ne soit pas souillée. J'ai décrit minutieusement cette position, parce que c'est celle que je préfère pour tous les cas d'accouchements naturels ou artificiels; c'est la plus commode que je connaisse pour la malade, pour le médecin et pour les assistants.

Le médecin de Mme de Fl..., le Dr Bustamante, dont j'ai déjà parlé dans la XIIIe observation, voulut bien me charger de l'opération à faire. Voici ce que je fis et les résultats qui en furent la conséquence.

Le doigt indicateur, introduit dans le vagin, rencontra la face antérieure de la matrice ; je dus aller à la recherche du col que je trouvai asssez haut contre le rectum : j'avais donc affaire à une quasi-anté-version que j'avais à corriger, ce à quoi je parvins assez facilement. Dès que le col eut repris sa place, les convulsions cessèrent. Je proposai d'ajourner l'opéra-tion ; mais l'opinion de tous mes confrères fut qu'elle devait être continuée, les convulsions, suivant eux, ayant été trop violentes et d'une trop longue durée pour que le fœtus dût être vivant. Je me rendis à leur avis, quoique peu convaincu.

Les choses étant ainsi, je commençai par faire des injections d'eau tiède dans le vagin ; j'en fis encore dans l'orifice de la matrice, au moyen de la seringue que j'employais pour les injections iodées dans les hémor-rhagies passives en dehors de la gestation ; je pus, peu après ces injections, introduire largement un doigt, puis deux, et enfin dilater le col de manière à pouvoir rompre les membranes pour aller chercher les pieds du fœtus. La matrice, pendant tout le temps de mes manœuvres, ne se contracta pas une seule fois. J'atteignis une extré-mité très-peu volumineuse, que j'eus besoin d'étudier quelques instants avant de reconnaître que c'était un pied. Je fixai ce pied au moyen d'un lac, et allai à la recherche du second, opération bien facile avec un fœtus d'aussi petite dimension qu'était celui-là. L'accouche-ment fut promptement terminé. La délivrance le suivit de près. Une hémorrhagie foudroyante se présenta sans que j'en fusse étonné, car l'inertie que j'avais constatée pendant la durée de la parturition m'avait fait craindre ce résultat, et je m'étais mis en mesure, à tout événement, d'avoir toute prête mon injection d'iode. Ce fut une heureuse précaution, car la perte était immense.

Dès que l'injection eut obligé l'utérus à se contracter, l'hémorrhagie cessa tout aussitôt.

Les convulsions n'avaient plus reparu depuis l'instant qu'avait eu lieu le redressement de l'utérus. La malade demeurait comme dans un profond sommeil ; mais le pouls, la respiration et la chaleur de la peau étaient dans un état très-rassurant. Deux heures après la délivrance, Mme de Fl... ouvrit les yeux, et, se voyant entourée de beaucoup de personnes, demanda comment il se faisait qu'elle fût accouchée, n'étant pas à terme. Dès ce moment tout marcha normalement, comme dans les cas les plus favorables, sauf l'extrême fatigue des membres et une grande faiblesse.

L'enfant, du sexe féminin, poussa, peu après sa sortie, quelques vagissements à peine perceptibles ; ses proportions indiquaient que la grossesse était bien de six mois. On procéda à la toilette du bébé avec le plus grand soin, et on l'enveloppa dans du coton. Il serait trop long de raconter tout ce qui fut fait pour soutenir la vie de ce petit être ; je terminerai, en disant que c'est aujourd'hui une fort gentille demoiselle qui habite l'Espagne, où son père fait partie du corps des ingénieurs militaires.

Juillet 1866. — XVIe Observation.

Mme J. Per..., native de la Havane, d'un tempérament lymphatico-nerveux, mariée depuis treize mois, n'a rien présenté de particulier dans sa grossesse, jusqu'au moment de l'accouchement.

Le 23 juillet, vers cinq heures de l'après-midi, commencèrent les premières douleurs ; j'arrivai près d'elle pour l'assister. L'abdomen est tellement volumineux, que je crains d'avoir affaire à une grossesse gémellaire. Les tranchées se répètent assez fréquemment. Le col largement effacé et l'orifice bien dilaté me font penser que l'accouchement sera prompt.

A sept heures et demie, la poche des eaux se rompt, et une grande quantité de liquide s'en échappe. A huit heures, l'accouchement a lieu ; la délivrance est presque immédiate. Mais tout à coup les contractions utérines ont cessé, l'utérus est dans un état d'inertie manifeste, et un flux sanguin considérable a lieu. Les choses étant préparées pour le cas d'une hémorrhagie, je poussai la main dans l'utérus pour en retirer les caillots fort nombreux qu'il contenait, et, immédiatement après, l'injection est faite dans la cavité utérine. La main posée sur l'hypogastre perçoit la matrice fortement contractée, du volume d'une grosse orange.

Les lochies se sont parfaitement établies et ont duré six jours ; il n'y a point eu de fièvre de lait. L'enfant, un superbe garçon, est confié à une négresse pour l'allaitement, la mère ayant peu de lait.

L'injection faite est bien toujours celle composée d'après la formule suivante :

Teinture d'iode.............	15 grammes.
Iodure de potassium.....	5 décigrammes.
Eau	30 grammes.
Mêlez. Pour une injection.	

Octobre 1867. — XVIIe Observation.

Mme J. Per... est la même personne dont il est fait mention dans l'observation qui précède celle-ci.

Le 3 octobre, pendant que j'étais à la campagne, aux

environs de la Havane, je reçus un télégramme pour m'engager à venir de suite à la ville, Mme Per... étant en couches. Je ne pus arriver que le lendemain, vingt-six heures après que l'accouchement avait eu lieu.

La délivrance avait été suivie d'une hémorrhagie; le médecin appelé avait fait prendre du seigle ergoté, fait des frictions à l'hypogastre, des titillations, etc., et l'hé- morrhagie paraissait avoir cessé. On avait pris pour les lochies, du sang qui cependant coulait avec abondance. La malade se plaignait de fréquentes douleurs.

A mon arrivée, une fois informé de ce qui s'était passé, je palpai la région hypogastrique, et trouvai l'utérus très-mou et assez développé; les contractions et les relâ- chements continuaient sans que cet organe parût se raffermir ; le sang coulait encore trop abondamment.

En attendant qu'on revînt de la pharmacie où j'avais envoyé chercher de la teinture d'iode, je massai l'utérus avec ménagement, car il était fort douloureux. Il y eut quelques contractions qui expulsèrent de nombreux caillots, et le volume de l'organe parut un peu moindre. Je voulais aller à la recherche d'autres caillots en intro- duisant la main, mais les parties étaient trop doulou- reuses; je dus ne point insister. L'injection étant prête fut poussée dans la cavité utérine; la contraction suivit aussitôt, et elle donna lieu à l'expulsion de nombreux caillots. Dès ce moment, tout marcha parfaitement.

La jeune mère n'avait que très-peu de lait; cependant, comme elle désirait allaiter son enfant, elle essaya de lui donner le sein; mais, voyant que, malgré cette persévérance, le lait n'affluait pas suffisamment, on dut renoncer à l'allaitement maternel, et l'enfant fut nourri par une négresse.

Je pourrais transcrire ici l'observation de Mme N. G., épouse d'un commandant de marine, dont le cas est identique à celui qui précède, avec la seule différence que l'injection dut être faite le troisième jour, au lieu de l'être le second. Les résultats furent les mêmes.

Lors de mon voyage à Paris, en janvier 1869, je communiquai à la *Gazette des Hôpitaux* quelques lignes pour faire connaître la valeur des injections comme moyen de combattre les métrorrhagies. Dans le récit que je fis, de mémoire, du cas de Mme Per..., du 26 janvier, j'oubliai sans doute de mentionner que l'injection avait été faite, car la *Gazette* n'en parle pas; je vais réparer cet oubli en transcrivant l'observation :

Janvier 1869. — XVIIIe Observation.

Il s'agissait de la même Mme Per... Cette dame, comme je l'ai dit plus haut, étant venue habiter Paris, me fournit encore l'occasion de la soigner dans ses couches. Je vais transcrire ici ce qui a été publié dans la *Gazette des Hôpitaux,* à son sujet, le 5 janvier dernier (1869) :

« Pendant la troisième grossesse, Mme P... se trouvait aux Pyrénées. A son troisième mois, elle eut une hémorrhagie abondante (je l'attribuai à un long voyage en chemin de fer); l'hémorrhagie dura deux jours, après quoi tout marcha parfaitement.

» Le 26 janvier dernier, Mme P... arriva à son terme, et elle accoucha. Les douleurs ne recommencèrent qu'un quart d'heure après l'expulsion de l'enfant, le délivre fût rejeté, et une hémorrhagie se manifesta tout aussitôt. Des frictions à l'hypogastre, des titillations dans l'intérieur de l'utérus, la compression de l'aorte, rien ne put contenir le flux sanguin. La patiente eut une défaillance par l'effet de cette perte considérable de sang. J'avais prescrit d'avance qu'on se procurât du seigle ergoté et le mélange iodé. Sitôt que ce dernier eut été apporté, je l'introduisis dans une seringue dont je m'étais pourvu, et je pratiquai l'injection dans la cavité de l'utérus.

» Aussitôt que l'opération fut terminée, je palpai l'hypogastre ; je trouvai l'utérus parfaitement contracté et d'une dimension à peu près égale à une grosse orange ; l'hémorrhagie avait complètement cessé. J'évalue la perte de sang à environ deux kilogrammes.

» Le 27 et le 28, la malade se trouvait encore assez faible, malgré les aliments accordés ; mais ce qui me surprit fut d'observer des tranchées assez fréquentes. Ce phénomène est assurément chose assez naturelle chez les nouvelles accouchées ; mais, comme il ne s'est pas présenté chez celles auxquelles j'ai dû faire l'injection anti-hémorrhagique, je prescrivis une potion calmante qui soulagea, ou mieux, qui éloigna les douleurs en combattant la contraction trop persévérante du col utérin, contraction à laquelle j'attribuai l'impuissance des contractions utérines pour expulser quelques caillots. En effet, le 28, un caillot de forme oblongue, très-ferme, et exhalant une assez mauvaise odeur, fut expulsé et suivi immédiatement après d'un peu de sang liquide. Dès ce moment, tout rentra dans l'ordre le plus parfait. Il n'y a pas eu l'ombre de fièvre, et, le huitième jour, la malade a pu quitter son lit pour se mettre sur une chaise longue. Les aliments voulus et un peu d'exercice dans l'appartement, ont remis Mme P... dans son état parfaitement normal. »

XIXe Observation, traduite d'un mémoire, en espagnol, de M. le
Dr Zayas, de la Havane.

« Mme N. N., qui occupe une position très-distinguée dans notre société, a eu une très-grave hémorrhagie dans chacun de ses cinq premiers accouchements. MM. les Drs Gutierrez et Zayas, ayant à l'assister dans sa sixième parturition, appréhendèrent que cet accouchement ne fût, comme les précédents, suivi d'hémorrhagie, et, dans cette persuasion, ils se procurèrent des moyens qui sont considérés les plus efficaces pour combattre ce mal, c'est-à-dire la glace, le seigle ergoté, et une seringue avec sa canule et de la teinture d'iode.

» Les tranchées commencèrent à trois heures du matin; le travail fut régulier et prompt. Au bout de huit ou neuf heures, Mme N. donna le jour à une robuste fille. La délivrance eut lieu environ douze minutes après l'accouchement. On fit prendre 50 centigrammes de seigle ergoté, on fit des frictions à l'hypogastre, et on y appliqua des compresses trempées dans de l'eau froide. La contraction de l'utérus se fit complètement; on continua cependant ces moyens pendant une demi-heure, après quoi on crut que l'inertie de la matrice serait prévenue, ainsi que l'hémorrhagie. Au moment où l'on croyait le danger évité, on s'aperçut que l'abdomen avait pris un développement égal à celui qu'il présentait avant l'accouchement. Il y eut alors des nausées, des vomissements, une froideur générale de la peau, de la perte de connaissance, etc. Ces symptômes se présentèrent avec une rapidité telle, que si la surveillance n'eût pas été si grande, la malade aurait pu mourir avant qu'on aît pu appliquer les moyens convenables. Le sang coulait à jet continu et inondait l'appartement.

» Le Dr Gutierrez porta la main dans l'utérus, afin de l'exciter à se contracter, comme il l'avait fait déjà chez cette dame avec succès; Zayas comprimait l'aorte, pendant que d'autres assistants appliquaient des réfrigérants et des sinapismes de moutarde.

» Pendant les cinq ou six minutes que prit l'emploi

de ces moyens, on s'aperçut que non-seulement l'inertie de la matrice et l'hémorrhagie continuaient, mais qu'encore commençaient des convulsions. Celles-ci allèrent en augmentant avec une telle intensité, que les médecins, qui n'avaient connaissance de l'emploi de l'iode dans ces cas que par ce que leur en avait dit le Dr Dupierris, se décidèrent à faire l'injection. L'effet de ce moyen fut si prompt et si énergique que l'hémorrhagie s'arrêta instantanément. La contraction de l'utérus était devenue immédiatement si complète, que c'est à peine si l'on sentait cet organe à la région sus-pubienne.

» Aucun accident ne survint pendant la suite des couches ; les lochies, très-modérées, durèrent cinq jours seulement. La convalescence fut longue et pénible. On comprend qu'il n'en pouvait être autrement à la suite d'une perte de sang aussi considérable. »

XXe Observation. — Même auteur.

« La dame dont il est question dans l'observation qui précède donna le jour à un autre enfant dix-huit mois après. Elle se tourmenta beaucoup pendant les deux derniers mois de sa grossesse ; elle avait de fréquentes insomnies, de l'inappétence, enfin tous les symptômes que peuvent produire l'inquiétude et la peur. Dans ses continuelles angoisses, elle prenait comme indice du commencement du travail le moindre mouvement du fœtus, et ces craintes amenaient un dérangement intestinal, des tremblements, des sueurs froides générales. C'est dans cette position peu rassurante que le Dr Zayas voulut bien se charger de l'accouchement, obtenant d'avance de la part du mari et de la malade l'autorisation d'employer les moyens qu'il jugerait à propos pour combattre l'hémorrhagie, si elle se présentait. Le Dr Zayas s'adjoignit le Dr Calle, accoucheur et oculiste fort habile ; et tous deux, d'un commun accord, procédèrent comme il suit :

» Les tranchées commencèrent à deux heures du matin. Le fœtus se présentait en première position. Mme N. se mit au lit. On lui recommanda le plus grand calme, et on fit en sorte de la tranquilliser autant que possible.

» Les douleurs se succédèrent avec régularité et d'une manière convenable jusqu'à onze heures du matin ; le col ayant acquis une dilatation de la dimension d'un *duro* (soit d'une pièce de 5 francs en argent), Zayas rompit les membranes. Le vide qui suivit la sortie des eaux amena une suspension des tranchées pendant une heure et demie, et la malade put dormir pendant une heure ; à deux heures et demie de l'après-midi, les douleurs, qui s'étaient ralenties, devinrent expulsives. On recommanda à la malade de ne point faire d'efforts pour accélérer le travail, parce qu'on désirait que l'accouchement se fît par la seule force des contractions utérines. Zayas appliqua ses mains contre la tête du fœtus, descendue à la vulve, afin de retarder sa sortie. On administra, en même temps, 50 centigrammes de seigle ergoté. Après quatre ou cinq tranchées, la tête franchit la vulve, et bientôt après le fœtus fut expulsé.

» L'enfant remis à Mme Demoy, la sage-femme, on songea à distraire l'accouchée de ses craintes de l'hémorrhagie, en lui faisant croire que l'enfant était un garçon, chose qu'elle désirait ardemment. Une nouvelle dose de seigle ergoté lui fut donnée ; on éleva le bassin, et une faible douleur suffit pour expulser le placenta. Immédiatement après la délivrance, Zayas porta la main dans la matrice, le Dr Calle fit l'injection d'iode, et la contraction qui s'en suivit fut telle que Zayas eut de la peine à retirer sa main, qui se trouvait fortement serrée. On fit une seconde injection, mais celle-ci dans le vagin (1).

» Les divers moyens employés furent précis et rapidement appliqués, et cette dame ne perdit que la portion de sang qui d'habitude s'écoule dans les accouchements naturels. La suite de couches n'offrit rien de particulier ; la convalescence fut très-prompte. Huit jours après, la jeune mère était levée et allaitait son enfant. Les lochies se terminèrent le quatrième jour. »

XXIe Observation. — Même auteur.

« D^a N. N, jeune femme faible, asthmatique, d'une famille distinguée, eut son troisième enfant au *Cerro ;* Mme Demoy, sa sage-femme, craignant une hémorrhagie, réclama l'assistance d'un médecin. M. Zayas fut appelé. L'accouchement allait se terminer, lorsque le docteur arriva près de la malade.

» Aussitôt après l'accouchement, la malade fut placée de manière que le bassin se trouvât plus élevé que la tête ; il fut donné 50 centigrammes de seigle ergoté ; on fit des frictions sur l'abdomen, dans le but d'exciter les contractions de la matrice ; vingt minutes s'étaient écoulées depuis l'accouchement, quand une hémorrhagie considérable eut lieu. L'utérus était mou, la main fut introduite pour extraire le placenta, qui fut trouvé décollé, et les caillots qui occupaient la cavité ; les frictions, les titillations, la compression de l'aorte, rien n'ayant réussi, l'injection d'iode fut pratiquée. L'hémor-

---

(1) Je regrette que cette seconde injection ait été faite, après que M. Zayas a avoué qu'il eut de la peine à retirer sa main qui se trouvait fortement prise preuve bien efficace du retrait complet de la matrice. Je pense qu'aujourd'hui M. Zayas se contenterait d'une seule injection qui toujours suffit à faire cesser l'inertie, cause unique de l'hémorrhagie.   *(L'auteur.)*

rhagie cessa à l'instant, et la contraction de l'utérus fut complète et continue.

» Cette dame n'éprouva aucun accident dans sa suite de couches. Les lochies durèrent quatre jours seulement. Elle eut depuis lors d'autres accouchements heureux. »

XXIIe Observation. — Même auteur.

« La négresse N..., âgée de 30 ans, d'un tempérament pléthorique, accouche pour la cinquième fois, assistée par une femme de couleur. Le retard dans la délivrance et la présence d'une hémorrhagie font que le Dr Zayas est appelé. A son arrivée, le docteur constata les symptômes suivants : grande pâleur de la face, pouls très-faible, la peau froide, nausées, vomissements, syncope. La quantité de sang déjà perdu était considérable. Pendant qu'on allait chercher de l'iode et du seigle ergoté, le placenta fut extrait; on fit des frictions aux parois internes de l'utérus; on comprima l'aorte : ces moyens suffirent pour que l'utérus se contractât et que l'hémorrhagie cessât. On recommanda la plus grande tranquillité, des boissons acidulées et du bouillon froid.

» Cinq heures plus tard, on venait réclamer de nouveau les soins de M. Zayas pour la même malade; l'hémorrhagie s'était reproduite. Il résulta de l'examen qu'en effet une nouvelle perte de sang avait lieu, l'utérus était mou et dilaté; la quantité de sang qui s'écoulait n'était pas aussi considérable que d'abord, mais le cas devenait très-grave, en raison de la faiblesse qu'avait causée la première hémorrhagie. Le pouls était filiforme, la peau froide; il y avait des sueurs abondantes et froides, de fréquentes défaillances et un *facies* défait. L'injection d'iode fut pratiquée; la rétraction de l'utérus fut accentuée et instantanée, et l'hémorrhagie ne se reproduisit plus. Dans ce cas, comme dans les précédents, l'utérus, après l'injection, dépassait à peine le pubis. Les lochies, peu abondantes, disparurent le cinquième jour. Rien ne survint à la suite de couches. »

XXIIIe Observation. — Même auteur.

« La négresse dont il s'agit ici est jeune et primipare; elle habite le *Cerro*; elle est atteinte d'une hémorrhagie de forme chronique, qui commença après la délivrance. Le Dr Dupierris, appelé pour l'accoucher, se fit remplacer par le Dr Zayas. Voici ce qui se passa : L'accouchement avait été long et laborieux, il avait duré deux jours; l'enfant était né mort. Il y avait cinq jours que l'accouchement avait eu lieu, et pendant ce temps l'hémorrhagie s'était renouvelée plusieurs fois. La malade était très-faible; on sentait à peine le pouls; il y avait des vomissements, et la peau était froide. L'utérus, mou et assez développé, se contractait faiblement et se relâchait bientôt après; l'hémorrhagie n'était pas considérable.

» Après avoir extrait les caillots qui se trouvaient dans l'utérus et le vagin, l'injection d'iode fut faite. La contraction fut prompte, énergique et instantanée. La malade continua à se bien porter depuis ce moment. »

XXIVe Observation. — Même auteur.

« Une dame étrangère au pays, âgée d'environ 35 ans, très-chlorotique, demeurant au boulevard San-Lazaro, sollicita les soins du Dr Dupierris dans un accouchement laborieux. Le Dr Dupierris, craignant, par les symptômes qu'il observait, que la délivrance ne fût suivie d'une inertie de l'utérus, appela avec lui son collègue, M. Zayas. M. Dupierris, s'étant pourvu des moyens nécessaires pour faire l'injection, attendit patiemment que la délivrance arrivât à son terme ; l'accouchement eut lieu trente-deux heures après qu'il avait commencé.

» Une heure après l'accouchement, une faible tranchée expulsa le placenta. L'utérus demeura inerte, gonflé, et une hémorrhagie considérable eut lieu. M. Dupierris fit de suite l'injection d'iode. La contraction de l'utérus fut complète. L'hémorrhagie cessa définitivement. Dix jours plus tard, l'accouchée était à ses occupations, un peu faible, il est vrai, mais sans autre malaise à noter. Les lochies durèrent huit jours.

» En plus des observations qui précèdent, dit le Dr Zayas, M. le Dr Jorge Diaz Albertini a eu dans sa pratique deux cas d'injection iodée; il cite aussi celles du Dr Dupierris, et toujours le résultat a été parfait (1). »

---

(1) Les observations empruntées par moi à des confrères et rapportées dans le présent travail, soit pour prouver l'insuffisance des moyens généraux habituellement en usage, soit pour prouver l'efficacité et l'innocuité de ma méthode, ont été citées textuellement ou traduites littéralement. Je n'ai cru devoir y ajouter aucune réflexion, voulant en laisser aux auteurs et la valeur intacte et la responsabilité.

En lisant les observations qui me sont propres, si l'on trouve que j'aurais dû insister plus souvent sur les moyens généraux habituels, je répondrai que, plein de confiance dans mes injections iodées, je les ai toujours considérées, non comme un moyen extrême, mais comme un traitement rationnel, expérimenté et sûr, et qu'alors j'y ai eu recours de préférence à tout autre moyen.

DEUXIÈME PARTIE

Si j'avais à m'occuper des diverses affections que la nouvelle école rapporte à l'état puerpéral, je devrais examiner si les limites assignées à cet état ne sont pas un peu exagérées, alors qu'on les étend à la femme pendant sa période menstruelle, aux enfants nouveau-nés, et aux fœtus dans les deux derniers mois de la vie intra-utérine. Mais, n'ayant à parler de la fièvre puerpérale qu'en ce qui concerne la femme dont l'utérus, en état d'activité fonctionnelle, est le siége ou le point de départ essentiel de la maladie, je conserverai à l'état puerpéral la définition des anciens, c'est-à-dire : « *la période de l'accouchement et des suites de couches.* »

Si l'on veut bien se rappeler que la conception apporte des modifications nombreuses dans l'état anatomique et physiologique de la matrice, on comprendra, avec Valleix, que « l'utérus doit présenter après l'accouchement » des phénomènes qui sont plus du domaine de la pa- » thologie que de la physiologie. » Comment en serait-il autrement, si cet organe, qui avait décuplé de volume, doit, avant de revenir à l'état normal, se déterger, expulser les débris des annexes du produit de la conception ?

C'est là, dit l'auteur recommandable que je viens de citer, « un immense travail physiologique ; c'est là une » immense opportunité morbide. »

C'est, en effet, dans cet état de l'utérus que je trouve la cause prédisposante de la fièvre puerpérale ; et quoique cette affection puisse se présenter sous des formes diverses que l'on serait disposé à attribuer à des causes essentielles, on ne doit cependant y voir que des manifestations multiples et variées procédant d'une cause unique. Cette cause, il est vrai, pourra être modifiée par des dispositions propres aux individus, ou par un traitement agissant soit sur l'organe lésé, soit sur la cause occasionnellle.

La fièvre puerpérale attaque ordinairement sa victime dans les trois jours qui suivent la délivrance, et le danger est d'autant plus grand, que l'invasion du mal se rapproche davantage de l'instant de la parturition. Ceci est admis par la plupart des médecins qui ont traité de la fièvre puerpérale. N'est-ce pas là une preuve irrécusable que le point de départ de la maladie est la matrice, qui, frappée d'engourdissement, n'a pu revenir sur elle-même, de manière à réduire l'étendue de la plaie placentaire, à se déterger, à expulser les débris des annexes du produit de la conception, à pourvoir à la circulation de retour et à comprimer les vaisseaux utéro-placentaires fortement béants, et, par cela même, disposés à une résorption quelconque ?

L'inertie de l'utérus laisse à la plaie placentaire toute l'étendue qu'elle avait au moment de la délivrance. Cette large plaie sera, comme a dit Trousseau, « un sol fertile » où la cause déterminante se multipliera pour se pro- » pager à toute l'économie. » Ce même état favorisera la division du sang en sérum qui s'échappe et en caillots qui se putréfient; les tissus non contractés laisseront les sinus utérins béants; ces mêmes tissus acquerront la propriété spongieuse ou d'imbibition, et, sous ce nouvel état, ils coopéreront avec les sinus à l'absorption des miasmes contenus dans un air vicié, comme le dit M. Hervieux, « par les sécrétions des femmes en cou- » ches, par l'encombrement, l'occupation permanente » des salles ; circonstances qui engendrent le principe » infectieux et la contagion (1). »

(1) On ne me supposera pas, je pense, l'intention de prouver que la rétraction de l'utérus immédiate à la délivrance suffit, à elle seule, pour annihiler l'action des causes occasionnelles qui peuvent déterminer le développement de la fièvre puerpérale. Ce serait là une erreur que je tiens à prévenir tout d'abord. La rétraction de l'utérus, entre autres avantages, oppose une barrière à l'accumulation des fluides susceptibles de s'altérer par leur contact avec un air plus ou moins vicié, lesquels fluides, dans un état de corruption, contribueraient à donner à l'atmosphère ambiante cette virulence qui engendre les épidémies contre lesquelles les mesures les mieux combinées demeurent impuissantes. Ce à quoi il faut s'attacher avant tout, c'est d'empêcher cette combinaison des divers éléments qui peuvent concourir à la formation du méphitisme atmosphérique. Ce point admis, on devra convenir avec moi qu'en parvenant à soustraire à l'action d'une atmosphère viciée des fluides susceptibles de s'altérer, on atténuera considérablement les propriétés malfaisantes de l'air impur ; car on lui soustraira l'élément de la pire des putréfactions, celle qui procède de matières animales en décomposition.

La rétraction de l'utérus, d'ailleurs, outre qu'elle prévient l'accumulation des fluides, oppose la même barrière à leur résorption, quelle que soit la nature de ceux-ci.

Mais l'air confiné, altéré par la respiration, les sécrétions, etc., des personnes qui habitent des enceintes où la ventilation est insuffisante, est déjà par lui-même assez nuisible pour réclamer des modifications radicales dans le système des Maternités actuelles. C'est là une question qui préoccupe à bon droit les Sociétés savantes. Les Maternités, telles qu'elles sont aujourd'hui, sont considérées, avec raison, comme entraînant de très-graves inconvénients à côté des avantages indéniables qu'elles offrent au point de vue de l'économie administrative et de l'enseignement pratique. C'est à ces inconvénients qu'il s'agit de remédier.

Les idées émises par M. le Dr Tarnier me paraissent dignes, sous beaucoup

Quant au mode de propagation de la maladie, *par la contagion*, ainsi que le veut M. Hervieux, je fais mes réserves; car je trouve que l'infection seule suffira pour expliquer la propagation de la fièvre puerpérale épidémique.

Les idées que j'émets font jouer, on le voit, un rôle essentiel à la plaie placentaire; et comme

de rapports, de l'approbation générale. Les mesures hygiéniques qu'il propose sont bien certainement celles qu'on doit mettre en pratique. Je partage son avis lorsqu'il propose de diviser le local en chambres d'une capacité suffisante pour y loger deux femmes seulement; mais j'en diffère quand il demande que les femmes accouchent dans une salle destinée à ce seul effet. Je voudrais, moi, que les accouchements se fissent dans les chambres mêmes, en employant, à cet effet, la méthode dont je fais mention dans la xv⁰ observation de ce mémoire. Il faut éviter le transport de la mère et de l'enfant d'une pièce dans l'autre, et cela d'autant mieux que la salle d'accouchement peut se trouver parfois assez éloignée de la chambre de la parturiente. Ce transport ne me parait pas sans quelque danger pour l'un et pour l'autre; je craindrais, en outre, que l'atmosphère de la salle ne finit par se vicier.

Si j'avais à exprimer une opinion sur la construction d'une Maternité, j'en esquisserais ainsi les traits principaux : Sur les quatres faces d'un quadrilatère de 80 mètres de côté, complètement isolé des habitations voisines par de larges rues, s'élèverait une construction à un étage seulement au-dessus du rez-de-chaussée, et divisée en séries de chambres bien aérées sur la rue par une grande fenêtre pour chacune. Sur la vaste enceinte centrale régnerait tout autour du bâtiment une sorte de cloitre, ou galerie sur laquelle s'ouvriraient les portes de chaque chambre. Au-dessus de chaque porte, comme aussi de chaque fenêtre, existerait une ouverture à vitrage mobile. Tous les toits seraient en terrasses ou très-bas. Le terrain, à l'intérieur du quadrilatère, pourrait être partagé en deux ou trois divisions, par une ou deux lignes de constructions à rez-de-chaussée seulement, et chaque cour résultant de cette disposition serait convertie en jardin anglais avec fleurs (peu ou pas odorantes), arbustes et jets d'eau.

En 1846, j'ai fait construire à la Havane, à peu près sur ce modèle, une maison de santé que j'ai dirigée jusqu'à la fin de 1853. Pendant cette période, la Havane fut en proie à une violente épidémie de choléra qui dura de 1850 à 1853, puis à une épidémie de variole de 1851 à la fin de 1852. Le nombre de malades soignés dans ma maison fut considérable; néanmoins je n'eus pas l'occasion de constater des faits qui indiquassent la propagation de ces affections à d'autres malades de l'établissement.

il est des auteurs qui n'admettent pas l'existence de cette plaie, je crois utile d'élucider cette question, afin de donner des bases solides à mon raisonnement. L'opinion qui, suivant moi, tend le mieux à défendre la *non-adhérence du placenta à la paroi utérine,* est celle qui consiste à dire que : « la face utérine du pla- » centa est en rapport avec l'utérus par simple conti- » guïté; les bosselures des cotylédons font seulement » saillie dans les sinus sanguins de l'utérus. C'est par » échange endosmotique que le fœtus prend et rejette » dans le sang des sinus maternels les matériaux qu'il » doit assimiler et ceux de désassimilation, etc. »

Je regarde comme un des ouvrages les mieux conçus pour satisfaire la généralité des praticiens, le *Guide du Médecin,* de Valleix, surtout la 4e édition, revue et augmentée par MM. les Drs Racle et Lorain; aussi, vais-je, tout d'abord, m'étayer de ces médecins. A la page 68 du tome Ier, il est dit : « Une immense plaie » existe, et c'est la place qu'occupait le placenta, brus- » quement séparé de ses attaches utérines. » Et plus loin : « La membrane muqueuse de l'utérus doit se » réparer, etc. »

M. Cazeaux, autre grande autorité, dit : « Le dévelop- » pement extraordinaire du système veineux, à parois » très-friables, adhérant d'une part au tissu de l'utérus, » pénètre directement ou indirectement dans le tissu » même du placenta, et ces veines et les artères utéro- » placentaires éprouvent un déchirement qui est la cause » de l'hémorrhagie dans le cas d'inertie de l'organe. »

Ant. Dugès dit de son côté : « Ce n'est qu'après deux » mois que l'utérus a repris son volume habituel, et que » son intérieur commence à perdre les traces de l'inser- » tion du placenta. »

Si l'on étudie l'utérus d'une femme morte peu après

la délivrance, on y aperçoit de larges orifices veineux qui correspondent au point placentaire, lequel se reconnaît à une surface mamelonnée, enduite d'une couche albumineuse. Cette couche albumineuse n'est-elle pas de la lymphe coagulable, ce commencement d'organisation fibro-plastique qui tend à former une cicatrice? Or, une cicatrice ne saurait se faire là où il n'y a pas de plaie; s'il y a plaie, il y a eu déchirure, et celle-ci n'a pu se faire que parce qu'il y avait adhérence entre le placenta et la paroi de la matrice.

Je crois avoir suffisamment démontré qu'il existe une large plaie dans la partie de l'utérus qu'occupait le placenta; nul doute à cet égard ne saurait subsister, qui pût affaiblir mon raisonnement sur ce qui précède, ni sur ce qui me reste à dire.

L'inertie de la matrice, quand elle se manifeste, laisse naturellement subsister dans toute son étendue la plaie placentaire; mais, dès qu'il y a rétraction plus ou moins forte de l'organe, la plaie diminue de superficie proportionnellement au degré de la contraction. Cela posé, si l'on veut bien admettre (et le fait est indéniable) qu'une contraction immédiate à la délivrance puisse s'opérer sous l'influence d'un moyen qui fasse revenir l'organe sur lui-même et le réduise, d'un seul coup, au volume qu'il n'aurait guère qu'une semaine après l'accouchement, si la rétraction s'opérait sous l'unique influence du retrait physiologique, on sera bien forcé d'admettre aussi qu'on fait disparaître de la sorte une cause prédisposante, sinon la cause unique, de la fièvre puerpérale. En effet, la plaie réduite à une très-petite étendue, le corps de l'organe contracté comprime alors les sinus utérins; la contraction de retour s'établit sans obstacle; la matrice se trouve ramenée à un état physiologique, et les propriétés vitales, ainsi rétablies, sont à même de résister à l'influence morbide des causes occasionnelles.

Si le moyen proposé est d'une innocuité telle qu'il puisse être employé DANS TOUS LES CAS APRÈS LA DÉLIVRANCE, soit pour prévenir l'inertie utérine, soit pour activer la rétraction de l'organe, soit enfin pour en vaincre l'engourdissement, on ne saurait s'abstenir de l'employer, chaque fois surtout que les circonstances donnent lieu de craindre, pour la malade, des influences délétères.

Dans les cas ordinaires, c'est-à-dire quand l'accouchement a lieu sans entraves, la médication que je propose devrait être considérée comme l'auxiliaire le plus précieux que la nature puisse accepter pour l'aider à ramener au plus tôt les organes de la génération à leur état normal. Cette simple opération ferait rapidement disparaître, j'en ai la confiance, cet état pathologique qu'on voit si souvent terminer fatalement. Mais c'est surtout pendant les épidémies de fièvre puerpérale que ce procédé tout rationnel devrait être employé comme moyen prophylactique.

Ai-je besoin de dire que, dans certains états de la malade, l'injection iodée ne devra pas être l'unique traitement à mettre en œuvre pour prévenir les affections puerpérales? Une grande faiblesse, par exemple, ne pourrait-elle pas prédisposer l'accouchée à une affection adynamique? M'adressant à des médecins, je ne crois pas avoir à entrer à cet égard dans d'autres explications.

Dans un entretien que j'eus avec M. le profeseur P. Dubois, le savant accoucheur, à qui je croyais devoir rappeler les succès constants que j'avais obtenus avec l'injection iodée pour combattre l'inertie utérine, accompagnée ou non de métrorrhagie après la délivrance, me dit qu'il considérait ce médicament comme trop irritant, et qu'il craindrait que le liquide, traversant les trompes, n'allât se loger dans l'abdomen. Je n'eus pas le loisir de m'expliquer assez amplement, pour prouver à l'éminent professeur que la médication antihémorrhagique dont je faisais usage était de la plus parfaite innocuité. Je vais essayer de le démontrer ici.

Les nombreuses guérisons de l'ascite obtenues au moyen d'injections composées d'un tiers de teinture d'iode, une petite quantité d'iodure de potassium pour maintenir l'iode en dissolution, et de deux tiers d'eau, et faites dans la cavité abdominale, sans que tout le liquide injecté ait pu être extrait, prouvent suffisamment l'innocuité de ce médicament, en contact avec les membranes séreuses. Pourquoi n'admettrait-on pas cette même innocuité, alors que l'injection ne fait que passer sur des parties pourvues ou non pourvues d'une membrane muqueuse ? Pourquoi considérerait-on que cette solution, appliquée sur la surface interne de l'utérus, où elle ne séjourne pas au-delà de quelques secondes (car son effet est d'obliger l'utérus à se contracter et, par conséquent, à rejeter instantanément tout ce qu'il contient, y compris l'injection elle-même), soit plus irritante, appliquée dans cette cavité, qu'elle ne l'est dans le péritoine, d'où une partie ne peut sortir que par l'absorption ? Et pourquoi craindrait-on qu'une partie de l'injection, passant par les trompes, pût causer dans l'abdomen des phénomènes morbides ? On me dira, sans doute, que, dans l'ascite, le péritoine n'est pas dans son état normal, et qu'il peut, en ce cas, être bien disposé à supporter le contact d'un liquide qui, dans l'état physiologique, lui deviendrait très-préjudiciable. Avant tout, je ne saurais admettre la possibilité du passage d'une partie quelconque de l'injection au travers des trompes ; les tissus de l'utérus, se trouvant fortement engorgés, doivent nécessairement comprimer ces conduits assez difficiles, même, à injecter dans l'état normal de l'organe gestateur. D'un autre côté, il n'est pas prouvé que le péritoine soit toujours troublé dans ses fonctions par la présence du liquide de l'ascite. Sur une vingtaine de cas de traitement de l'ascite par la teinture d'iode, rapportés par M. le Dr Boinet, il n'y a eu qu'un cas de péritonite, et ce cas même a été suivi de guérison.

Je crois donc, en résumé, qu'on devra accorder à la médication que je propose d'appliquer dans la cavité utérine, *où elle ne fait que passer*, autant d'innocuité au moins qu'à l'injection dans la cavité abdominale, alors qu'une certaine quantité du liquide reste en arrière et séjourne forcément au milieu d'organes très-sensibles. J'ajoute qu'il devra en être de même dans l'application de ce médicament en contact avec les synoviales.

L'inertie de la matrice existe aussi lors des lésions anatomiques survenues pendant l'accouchement difficile, ou par suite de lésions préalables des parois de l'organe. Quoique je doive m'écarter de mon sujet en parlant d'un état qui n'est pas celui qui prédispose à la fièvre puerpérale, je crois cependant devoir, avant de terminer ce travail, dire mon impression sur ce point.

La déchirure de l'utérus peut être assez limitée pour que l'accouchement et la délivrance puissent avoir lieu naturellement, et que l'intestin et l'épiploon ne puissent s'engager dans la rupture. Ce cas, ordinairement suivi d'une métrite ou d'une métro-péritonite très-grave, sinon toujours mortelle, ne pourrait-il pas être modifié de telle façon que la gravité des conséquences de ces lésions fût sinon prévenue, au moins bien diminuée ? Je suis tenté de le croire, et cette modification, c'est du mélange iodé que je l'attendrais. Qu'il me soit permis de répéter ici que l'application de l'iode sur l'utérus a pour effet de déterger les parois de l'organe, de comprimer les sinus utérins, de manière que le sang en soit chassé, soit au dehors, ou bien qu'il rentre à la circulation générale. Ce résultat obtenu, l'engourdissement de l'organe sera remplacé par une action physiologique qui contre-balancera l'influence de la réaction inflammatoire à laquelle la plaie utérine devra donner lieu. De la sorte, donc, les conséquences de la déchirure seront amoindries sinon entièrement prévenues.

Dans le cas dont il est ici question, l'application de l'iode devrait se faire autrement que pour les cas d'inertie sans lésions anatomiques du corps de l'utérus. Elle serait surtout utile en ce qu'elle cautériserait légèrement la plaie et qu'elle la disposerait à être moins influencée par le contact des lochies viciées. Disons aussi en passant que les déchirures du col ne sont pas une condition qui doive imposer les mêmes procédés que pour celles du corps de l'organe; pour le col, en effet, il ne saurait y avoir de rapport direct avec la cavité abdominale.

Voici comment je proposerais d'opérer dans les cas de lésions anatomiques :

Après s'être rendu compte de la position de la déchirure, l'opérateur placerait un spéculum plein dans le vagin, aussi avant que possible, afin de pouvoir porter dans la cavité utérine une éponge qui aura été fixée au bout d'une tige, d'une longueur suffisante pour atteindre le fond de l'organe; le volume de l'éponge sera tel, qu'étant imbibée, elle puisse être portée à destination sans rencontrer d'obstacle, sans être pressée par conséquent. Les choses ainsi préparées, l'éponge, chargée de la solution iodée, dans la proportion d'un tiers de teinture d'iode, deux tiers d'eau et un peu d'iodure de potassium, sera portée d'abord sur la plaie, puis (le spéculum étant retiré) sur la surface interne de l'utérus par un rapide badigeonnage. La contraction utérine se faisant avec célérité à la suite du contact de l'iode, il faudra que l'opérateur place sa main gauche sur l'hypogastre pour fixer l'utérus, et, en même temps, pour en suivre les mouvements. Si, en effet, il n'était pas renseigné sur l'état de la rétraction, il pourrait arriver que l'éponge fût arrêtée par la contraction du col, chose qui, comme on le comprend, ne serait pas sans inconvénients ; il n'est même pas hors de propos de dire que l'éponge devra être solidement fixée sur le bâtonnet qui, pour plus de solidité, pourra être un morceau de baleine un peu forte et bien arrondie.

Comme corollaire, j'établis que :

1º La fièvre puerpérale a son point de départ dans l'état pathologique de l'utérus, résultant de l'accouchement.

2º Cet état pathologique de l'organe ne peut par lui seul produire la fièvre puerpérale.

3º Une cause occasionnelle est nécessaire pour que la maladie ait lieu, même dans les cas sporadiques.

4º L'inertie de l'utérus est la cause bien démontrée de cet état pathologique qui fait que la plaie placentaire, les sinus utérins et les parties dépourvues de muqueuse, présentent une surface très-étendue, donnant prise à la cause occasionnelle.

5º Le meilleur prophylactique de la fièvre puerpérale est l'injection iodée qui, en faisant revenir l'utérus sur lui-même en temps opportun, réduit la plaie placentaire, comprime les vaisseaux, de manière que l'air vicié ou les liquides corrompus ne puissent être résorbés.

6º L'injection devra être composée de teinture d'iode, 15 grammes ; iodure de potassium, 5 décigrammes ; eau, 30 grammes. Mêlez et versez dans une seringue *ad hoc,* ou bien dans une seringue qui aura la capacité suffisante pour admettre toute la quantité du liquide et dont la canule puisse entrer dans le pavillon d'une grosse sonde de gomme élastique.

La seringue dont je fais usage, quand je l'ai à ma portée, est en cristal et argent, de la capacité de 50 grammes ; la canule est légèrement recourbée, et termine par une olive percée de plusieurs trous. Inutile de dire le mode opératoire.

TROISIÈME PARTIE

Deux jours avant mon départ de Paris pour assister à
la réunion de la Société impériale de Médecine de Bordeaux où j'avais obtenu un tour de faveur pour y lire le
mémoire qui précède, j'appris que, le 30 octobre dernier,
une thèse pour le doctorat en médecine, intitulée :
*Étude sur les injections utérines après l'accouche-
ment,* avait été soutenue par M. Jules Fontaine. Je
regrettai fort de n'avoir pas eu plus tôt connaissance de
ce travail. Le titre m'indiquait, en effet, que j'y devais
trouver des données de nature à démontrer, concurrem-
ment avec mes observations, l'innocuité des injections
excitantes dans la cavité utérine et leur efficacité pour
prévenir les accidents qui peuvent se présenter à la suite
des couches. Je me hâtai de me procurer la thèse en
question, quoiqu'il ne me fût plus possible de profiter
pour mon mémoire des résultats des recherches faites sous
les yeux des maîtres de l'art. Je me proposai bien toutefois
d'en tirer parti si j'y rencontrais des particularités nouvelles
pour moi, ou qui vinssent corroborer les déductions de
ma pratique et de mes propres observations. La lecture
de ce travail très-concluant m'a déterminé à communiquer à mes lecteurs les réflexions qu'il fait naître en

moi, et je me décide à les joindre à mon mémoire sous le titre de *Troisième partie*.

Avant de m'occuper de la thèse de M. Fontaine, je tiens à réparer un oubli que j'ai commis en rédigeant mon mémoire : je veux parler des données qui m'ont amené à injecter la teinture d'iode dans la cavité de la matrice à l'état de vacuité, c'est-à-dire, en dehors de la gestation.

En 1835, l'idée me vint d'appliquer la teinture d'iode pour faire disparaître des granulations du col de la matrice. Je touchai les granulées avec un bourdonnet de charpie chargé de la teinture affaiblie par un tiers d'eau. Le succès fut assez net pour m'engager à continuer l'emploi de ce topique dans le traitement de cette affection, ayant son siége dans la cavité du col et dans celle du corps même de la matrice. J'espérais ainsi que ce serait un bon moyen pour faire disparaître ces hémorrhagies passives que j'attribuais souvent à des granulations ou des végétations de la muqueuse, accompagnées (si elles n'en sont la cause) d'un certain développement de la cavité et d'un ramollissement vers les parties affectées. Je n'hésitai pas à l'appliquer dans un premier cas où le museau de tanche était parsemé de granulations avec suintement sanguin continu. La malade se plaignait d'une sensation continue de tension, de tiraillements dans l'abdomen, dans les aines, dans les lombes, et vers la partie supérieure et antérieure des cuisses. A l'époque de ses règles, elle souffrait davantage, puis elle continuait de perdre sans relâche, mais en petite quantité. Je n'ai pas besoin d'ajouter qu'elle était très-anémique.

J'adaptai à une seringue, de la capacité de 30 grammes, une sonde en argent ouverte aux deux bouts, le bec bien arrondi ; la seringue emplie de teinture d'iode,

20 grammes eau, 10 grammes et 4 décigrammes d'iodure de potassium, le tout mêlé.

Un spéculum plein convenablement placé, je fis une injection de tout le contenu de la seringue, mais j'opérai par fractions, c'est-à-dire que je retirais la sonde de manière à permettre la sortie du liquide que j'avais injecté; puis je continuais de la même manière jusqu'à ce que j'eusse employé tout le contenu de la seringue. Cette opération, renouvelée tous les quatre jours pendant trois semaines, amena la guérison, laquelle fut secondée par l'usage du fer réduit par l'hydrogène.

J'ai encore appliqué ce moyen aux écoulements leucorrhéiques succédant à la suppression des flux sanguins dont je viens de faire mention.

J'ai, depuis lors, fait un très-fréquent usage de ces injections, sinon toujours avec succès, au moins sans danger aucun pour la malade. Celle-ci se plaint souvent d'une douleur un peu vive, mais cette douleur n'est que passagère, et jamais je n'ai rencontré un signe qui m'indiquât que le liquide fût passé dans la cavité du péritoine.

L'observation première de mon mémoire dit comment j'ai été amené à appliquer cette injection dans les cas de métrorrhagies puerpérales postérieures à la délivrance; je n'y reviendrai pas.

Me voici maintenant tout entier à la thèse de M. le Dr Jules Fontaine.

L'auteur dit à la page 6 : « Nous regardons l'accou-» chement comme terminé après l'expulsion de l'enfant. » Pour ma part, je ne considère l'accouchement terminé qu'après la sortie du placenta : cet éclaircissement me paraît nécessaire surtout pour ce qui a trait à la première partie de mon mémoire.

Je partage parfaitement l'opinion de M. Fontaine

lorsqu'il dit à la page 7 : « L'utérus étant sain, rien qui
» puisse mettre obstacle au cathétérisme. Les complica-
» tions pathologiques n'augmentent pas beaucoup les
» difficultés. »

J'ai gardé le silence, dans mon mémoire, sur ce point,
parce que je n'ai pas compris qu'il pût y avoir des difficultés à surmonter pour pratiquer les injections immédiatement après l'accouchement ; mais je comprends que
l'auteur de la thèse s'en occupe, parce que les injections
qu'il mentionne sont appliquées à différentes époques
des suites de couches, et il peut, en effet, arriver que
les parties sexuelles soient prises de tuméfaction inflammatoire, d'infiltration œdémateuse ou autres particularités qui peuvent allonger beaucoup le conduit vaginal.

A mon avis, les injections utérines devraient être
faites une seule fois; c'est au moment de la sortie du
délivre qu'on devrait les pratiquer, et cela après avoir
eu soin d'extraire les caillots ou autres corps logés dans
la cavité. Pratiquées dans le conduit vaginal, les injections n'auraient d'autre objet à remplir que d'entraîner
les fluides, plus ou moins figés ou altérés, qui s'y
seraient arrêtés. Nous verrons plus loin que l'utérus
revenu sur lui-même, comme cela arrive après les injections iodées, fonctionne parfaitement, c'est-à-dire qu'il
continue à se rétracter sans qu'il soit nécessaire de
l'exciter par des injections ou autres moyens.

Innocuité des injections. « Qui ne voit, dit M. Fon-
» taine, page 10, dans la largeur des voies génitales, une
» garantie contre la possibilité de l'accumulation des
» liquides de la matrice et une sauvegarde contre leur
» reflux, trop facilement admis jusque dans la cavité
» péritonéale? »

» Il y a, soutient-on, des faits indéniables de passage
» des liquides jusque dans le péritoine. »

Je l'ai dit, je ne suis pas de ceux qui admettent ces faits ; je ne crois pas, je le répète, qu'il soit possible que l'injection puisse pousser le liquide de manière à le faire passer par les trompes jusque dans le péritoine. Je n'ai pu appuyer mon opinion d'expériences, parce que je n'en possédais pas d'assez concluantes ; mais, raisonnant d'après l'ampleur de la cavité utérine et de son orifice, ainsi que d'après sa déclivité, il me semble impossible que le liquide préférât suivre une voie très-exiguë plutôt que de s'écouler par une voie très-large. Ce qui n'était qu'un raisonnement acquiert la force d'une vérité démontrée. Les recherches faites sur ce point par MM. Fontaine, Le Diberder et Fouilloux, sont concluantes. Il me suffira de rapporter une seule expérimentation du premier de ces médecins, renvoyant d'ailleurs à sa thèse pour les autres.

III. Page 12. « Utérus sain pris sur une femme morte
» de syncope, six jours après l'accouchement. — *a*. Un
» tube de verre solide, entouré de caoutchouc, est intro-
» duit dans le col. On étreint ce tube par une forte
» ligature portant sur la portion cervicale de la matrice.
» La partie libre du tube est mise en rapport avec le
» cylindre de caoutchouc. La cavité utérine reçoit insen-
» siblement la pression d'une colonne d'eau de 2 mètres
» de hauteur. A peine le pavillon paraît-il humecté. Le
» liquide reflue assez abondamment par les sinus et les
» veines sectionnées sur les côtés de l'utérus. La voie
» semble donc plus facile par les vaisseaux que par les
» trompes. — *b*. Pour s'assurer de la perméabilité des
» trompes, l'utérus est vidé en partie de l'eau qu'il con-
» tient. Sous une pression de deux mètres, l'eau chemine
» du pavillon dans l'utérus ; ce dernier se distend lente-
» ment et acquiert la même résistance que précédem-
» ment. — *c*. Le canal tubaire est donc libre. Alors

» l'expérience *a*, renouvelée dans les mêmes conditions,
» donne les mêmes résultats : fuite par les sinus de
» l'eau, passage douteux par les trompes. »

A la page 15, il est dit : « Dans toutes ces expé-
» riences, nous nous servions d'une pression constante,
» maintenue pendant un temps assez long, ce qui aug-
» mentait de beaucoup la puissance de pénétration. De
» plus, l'issue en retour était interrompue par la ligature
» du col; l'utérus se développait, tendait à devenir glo-
» buleux : de là une ampliation excentrique, favorable à
» la dilatation de l'orifice ostial.

» Sur le vivant, le col présente une large porte de
» sortie, dont la déclivité, sous l'action de la pesanteur,
» favorise l'issue du liquide. Remarquons aussi que les
» fibres lisses, par leur ténuité, tendent à oblitérer tous
» les orifices vasculaires et autres qui s'ouvrent sur la
» face interne de l'organe; qu'elles forment même une
» sorte de sphincter autour de la partie interne des
» trompes.

» Si le liquide sort en bavant des yeux de la sonde,
» c'est-à-dire avec une force de projection dix à quinze
» fois moins grande que celle qu'il fait déployer sur le
» cadavre, et dans les cas les plus favorables; si les
» parois de la cavité utérine, qui est virtuelle, sont
» adossées, c'est-à-dire dans les conditions inverses de
» celles qui peuvent seconder le passage dans le canal
» tubaire; si, alors même que le liquide de la sonde
» jaillit directement sur l'ostium, la muqueuse molle qui
» est à ce niveau, déprimée, peut faire office de valvule;
» si, cliniquement, on peut, sans inconvénient, aug-
» menter la force de projection de l'irrigateur Eguisier
» (d'un litre de capacité), en l'élevant à 1 mètre 20 cen-
» timètres au-dessus du plan du lit, comme le fait notre
» collègue Fouilloux; il sera difficile, pour ne pas dire

» impossible, d'admettre le reflux jusque dans le péri-
» toine. »

Ces citations, qui ne sont qu'une faible partie de la
description des expérimentations aussi nombreuses qu'in-
telligentes, consignées dans le cours de la thèse, me
paraissent bien suffisantes pour qu'on puisse regarder
cette question comme absolument résolue. Il n'y aura
donc pas à s'inquiéter de la possibilité du passage du
liquide dans la cavité du péritoine au travers des trompes.
Mais, les expérimentateurs ont reconnu que, dans les
injections forcées, il s'introduisait du liquide par les sinus
et les veines sectionnées sur les côtés de l'utérus. Si cela
se passait ainsi pour les injections faites d'après ma
méthode, j'y verrais un moyen d'expliquer la vertu
hémostatique, directe, de l'iode dans les métrorrhagies;
l'action de ce liquide ne serait pas alors le résultat d'une
simple excitation produite sur les parois de l'organe et
le forçant à se rétracter, et, partant, comprimant méca-
niquement les vaisseaux sanguins.

Eu égard à l'innocuité des injections dans la matrice,
je me contenterai de citer le paragraphe suivant de la
page 16 : « Aran disait : Depuis plusieurs années, et
» sur plusieurs centaines d'injections que j'ai faites dans
» la cavité utérine, je suis encore à voir une péritonite,
» même partielle. S'il nous était permis de parler après
» un aussi habile clinicien, nous dirions que, sur plus
» de trois cents injections utérines faites sur les femmes
» récemment accouchées, nous n'avons eu qu'un acci-
» dent; encore n'est-il pas dû, selon nous, à la péné-
» tration du liquide dans le péritoine. »

L'auteur de la thèse appelle accident, une douleur
qui suit de près l'injection. Je suis d'autant plus éloigné
d'attribuer le fait de cette douleur au passage du fluide
dans le péritoine, qu'il est rare que la malade ne ressente

pas de la douleur après les injections excitantes : cette douleur, due à la rétraction des fibres, est forte chez les personnes sensibles, tandis que chez d'autres elle l'est à peine ; mais elle est toujours passagère ; c'est, en un mot, une tranchée effet de la contraction.

« Les désinfectants donnent au médecin la latitude de » modifier sur place les produits altérés. » (Page 21.)

Je me demande quelle serait l'utilité d'une injection qui modifierait sur place les produits altérés de l'utérus? Le liquide injecté dans l'utérus ne peut y séjourner un certain temps, qu'autant qu'on donnerait à la malade une position telle que le bassin se trouvât extrêmement élevé ; mais quelle serait l'utilité de ce procédé? Une injection peut bien neutraliser les propriétés des produits altérés et faire disparaître l'odeur qui s'en exhale ; mais, en ce cas, le corps auquel on a enlevé sa propriété malfaisante la recouvrera de nouveau par l'effet des fluides excrétés qui l'humecteront ; et s'il n'en était pas entièrement ainsi, il n'en resterait pas moins le fait de la présence de corps étranger, présence qui ne serait pas sans inconvénient. Il serait bien plus opportun, suivant moi, qu'au lieu de chercher de modifier sur place les produits altérés, on les expulsât, soit au moyen des injections, soit autrement.

Les injections, qu'elles soient simples ou excitantes, n'auront que deux modes d'action : les premières opéreront un lavage qui détachera les caillots qui pourront s'être formés aux environs des vaisseaux béants, et les entraîneront avec d'autres détritus, soit dans le vagin, soit au dehors de la vulve. Ces injections sont fort utiles quand elles produisent l'effet que je viens de décrire ; mais elles seraient insuffisantes à prévenir la formation de nouveaux caillots prêts à s'altérer.

Les injections excitantes, soit qu'on les fasse tout

d'abord ou immédiatement après avoir pratiqué une injection simple, agiront en prévenant l'accumulation du dépôt malfaisant. Elles provoqueront, en effet, la contraction de l'organe de manière à comprimer les vaisseaux et à réduire la cavité utérine, qui, alors, ne saurait admettre le séjour d'un caillot ou d'un corps quelconque, tant en raison de sa tendance à l'expulser, qu'en raison de la déclivité de son orifice, lequel livrerait un passage franc aux lochies peu abondantes d'ailleurs.

Rien ne pourrait séjourner dans la cavité utérine, si l'organe gestateur ne demeurait après la délivrance dans un état d'inertie. Tous les praticiens accepteront, je crois, cette proposition ; mais où naîtra la dissidence, ce sera sur la question de l'inertie.

La plupart des accoucheurs pensent que l'utérus est rétracté lorsque son fond ne dépasse pas l'ombilic. Pour ceux-ci, les injections seront bien utiles, car il n'est pas douteux que la cavité utérine, alors encore, ne contienne des caillots et peut-être des parcelles de placenta, des lambeaux de membranes, etc. Cet état, dis-je, exigera de fréquentes injections, afin de remettre l'organe en ordre et le dégager de ces détritus très-disposés à s'altérer. Je considère, moi, que l'utérus n'est dûment rétracté que quand son fond ne dépasse pas le pubis de quatre travers de doigt au plus ; et il faut encore que sa forme soit globuleuse et que sa consistance soit ferme ; il faut aussi que la pression y cause de la douleur, ce qui indique que l'action rétractile continue d'agir sur le corps de l'organe aussi bien que sur les fibres lisses. En dehors de ces conditions, je considère que l'utérus est dans un état d'inertie plus ou moins complète ; et si dans cet état que j'appelle inertie, il n'y a point d'hémorrhagie, cela peut provenir de différentes causes : de la rétraction partielle des fibres lisses, de caillots bouchant les vaisseaux béants, du tempérament de l'accouchée, etc.

L'inertie, telle que je viens de la dépeindre, exige qu'on retire de la cavité utérine les caillots ou autres corps étrangers qui s'opposent à ce que l'organe revienne sur lui-même. Mais, qu'il y ait ou non des corps étrangers, il faudrait toujours agir de manière à faire que l'organe se contractât. Dans le premier cas, si l'introduction de la main était par trop douloureuse, on aurait recours à une ou plusieurs injections abondantes simples, pour entraîner au dehors tout ce qu'il serait possible d'y amener, et, aussitôt après, à l'injection d'iode au tiers, destinée, elle, à faire contracter l'organe gestateur.

Voilà, je crois, le moyen de ramener l'utérus à l'état physiologique, et d'utiliser les injections pour la cavité vaginale que le passage des lochies peut rendre nécessaires. Si l'on avait la certitude que, dans cet état de choses, il n'existât pas de corps étrangers dans la cavité utérine, l'injection simple serait-elle utile? Je ne puis le croire, parce que l'injection excitante, en provoquant la contraction de l'organe, rend les lochies très-peu abondantes, et fait que la plaie placentaire, très-réduite, sécrète un produit minime et de bonne qualité. Enfin, la cavité utérine, également très-réduite, présente une inclinaison qui s'opposerait à ce que les fluides y séjournassent un temps suffisant pour s'y comporter de manière à entraver les fonctions physiologiques.

De toutes les injections excitantes, la préférence doit être donnée à celle qui agira sur l'utérus de manière à faire que le volume de l'organe soit réduit autant que possible, et dans le plus court espace de temps ; mais à la condition qu'elle soit de nature parfaitement inoffensive, et qu'enfin elle puisse être maniée par des mains plus au moins expertes. Les observations qui font partie de la première partie de mon mémoire aideront, je crois, à démontrer la parfaite innocuité comme l'efficacité de celles dont je fais usage. Je veux bien admettre que celles de Piazza (perchlorure de fer et muriate de soude) et autres, mais surtout celle à laquelle M. Fontaine paraît donner la préférence, soient efficaces ; mais peut-on en user largement sans avoir à craindre aucun mauvais effet dans le cas où ce liquide ne serait pas convenablement dilué ? Là est la question ; tandis que la teinture d'iode pure, ainsi que le constate M. Fontaine, a été injectée dans la cavité utérine sans résultat fâcheux, tout au contraire.

Action organique. — Je suis heureux de voir confirmé par la pratique un fait que j'ai établi par induction ; je veux parler de la modification que la plaie placentaire éprouve de l'action des injections d'iode. M. Fontaine dit à la page 33 de sa thèse : « Après l'usage des injec-
» tions, lorsque le hasard procure l'occasion d'examiner
» la face interne de l'utérus, on trouve la plaie placen-
» taire rougeâtre, bourgeonnante ; ce résultat, il n'est
» pas rare de l'atteindre. Ce n'est point, nous semble-t-
» il, dépasser les limites de l'observation, que d'affirmer
» de cet aspect satisfaisant qu'il est dû, en grande
» partie, aux liquides modificateurs. Aiguisées et rendues
» excitantes par la présence des stimulants (alcool,
» iode, hypochlorites, etc.), les injections augmentent
» l'activité fonctionnelle et réparatrice qui s'exerce au
» niveau de l'insertion du délivre. »

Voilà bien établie l'utilité des injections rendues excitantes dans le but de modifier l'état de la plaie placentaire, d'augmenter l'activité fonctionnelle et réparatrice qui s'exerce au niveau de l'insertion du délivre. Toutes les injections excitantes ont-elles les qualités convenables pour réveiller, augmenter la contractilité des fibres lisses, pour réduire la plaie de façon que la réparation soit prompte, et qu'ainsi elle ne puisse être influencée par une cause occasionnelle, comme elle le serait, l'utérus étant dans un état d'inertie?

M. Fontaine convient que, « dans les flux lochiaux » exagérés, ou, si l'on veut, dans les métrorrhées séreuses » abondantes, excessives et épuisantes qui surviennent » dans les suites de couches, il est possible, par l'usage » des astringents (tannin, alun, etc.), de modérer cette » hypersécrétion, sorte d'hémorrhagie blanche, et, par là, » d'éloigner l'affaiblissement organique qui en est la consé- » quence, de prévenir l'imminence morbide puerpérale » qui le suit et qui éclatera à la première occasion. »

Le paragraphe suivant indiquait bien à son auteur ce qu'il y avait à faire pour prévenir « ces flux lochiaux exagérés, ou, si l'on veut, ces métrorrhées séreuses abondantes, excessives, épuisantes, etc., » qu'avec justice il redoute infiniment :

c. « Un fait facile à constater, y est-il dit, en com- » parant la hauteur de la cavité utérine avant et après » les injections, c'est la diminution rapide, sous leur » influence, du volume de l'organe. Les solutions iodées » et ferriques paraissent les plus susceptibles d'agir dans » ce sens. Ainsi se trouvent diminuée la surface sécré- » tante; provoquée, l'expulsion des liquides utérins; » resserrées, les bouches absorbantes des vaisseaux » lésés : conditions défavorables à l'intoxication putride » et purulente. »

Je suis vraiment surpris de voir qu'après un raisonne- ment pareil, l'auteur ne conseille pas d'agir, dans les cas même douteux, de manière à diminuer la surface sécré- tante, etc., en injectant les solutions soit iodées ou ferri- ques; il se contente de faire connaître le danger, mais il ne dit pas que, pour le prévenir, il faut agir activement.

A la page 35, il dit : « Du fait de l'absorption utérine,
» on peut induire le danger qui résulte des détritus
» organiques. A chaque instant, ils peuvent, après liqué-
» faction, pénétrer dans les absorbants, veines et
» lymphatiques, les irriter, les enflammer ou intoxiquer
» l'économie, etc. »

Puis : « N'est-ce pas là fréquemment la porte d'entrée
» d'un certain nombre de maladies puerpérales? »

Oui, en effet, c'est là la porte d'entrée, et il est bien
surprenant de voir que le sage observateur qui sait que
le moyen de prévenir cette prédisposition est tout entier
dans la contraction de l'organe gestateur, au moyen de
laquelle il *fermerait la porte d'entrée* (puisque cette
contraction comprimerait les veines et les lymphatiques
par lesquels l'intoxication de l'économie peut avoir lieu),
il est surprenant, dis-je, de voir que M. Fontaine n'ait
pas conseillé, au lieu de modificateurs ayant pour but
de dissiper l'odeur et de neutraliser les propriétés délétères des solides ou des liquides altérés, l'emploi de ces
solutions iodées ou ferriques qu'il reconnaît être les
plus aptes à amener la diminution rapide de l'organe,
etc. N'atteindrait-on pas, en agissant ainsi, les conditions que l'on cherche à établir par des moyens bien
détournés? Les parois utérines, en se rétractant, chasse-
raient les fluides qui les gorgent, et ceux-ci s'en
échapperaient en partie par la vulve, et le reste rentre-
rait à la circulation générale ; la circulation de retour
serait dès lors établie, l'organe gestateur retournerait à
un état physiologique, et les lochies deviendraient une
espèce de menstruation.

Pas une des malades sur lesquelles j'ai pratiqué
l'injection iodée n'a ressenti de phénomènes qui fassent
supposer que l'absorption du liquide injecté ait lieu; je
crois que les cas où l'absorption a été signalée sont

ceux dans lesquels le modificateur avait été trop affaibli pour lui permettre de provoquer la contraction.

M. Fontaine rapporte des faits qui prouvent que le seigle ergoté, tout en ayant provoqué des contractions assez énergiques, a été impuissant à empêcher toutes les pertes (page 37). C'est bien aussi mon opinion; mais celle d'un ami fort savant dans l'art des accouchements, et depuis longtemps à la tête d'une vaste clientèle, a, je l'avoue, bien ébranlé mes convictions à cet égard, lorsqu'il m'a dit qu'il moulait le seigle ergoté *au moment* même de l'administrer, et qu'il n'avait jamais eu d'hémorrhagies à la suite des accouchements dans lesquels il avait administré ce médicament avec opportunité. Je confesse, cependant, que je ne serais pas encore parfaitement tranquille, si je n'avais, pour combattre les métrorrhagies, l'injection iodée si complètement efficace et d'une si parfaite innocuité.

En terminant ici l'analyse bien rapide et bien écourtée de l'excellente thèse de M. Jules Fontaine, je ne puis m'empêcher de songer à cette réflexion du grand fabuliste, d'une application universelle :

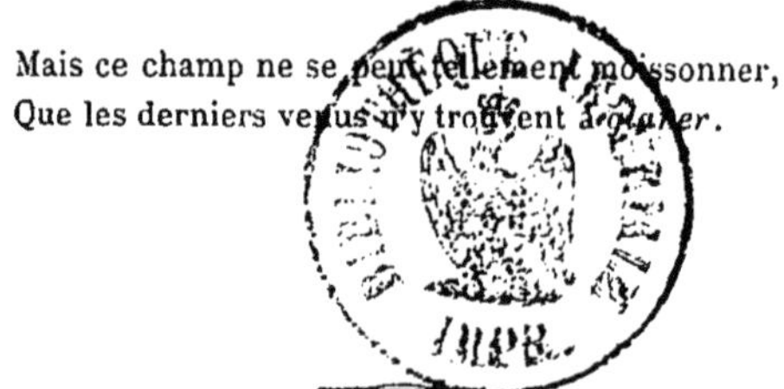

Mais ce champ ne se peut tellement moissonner,
Que les derniers venus n'y trouvent à glaner.

TABLE

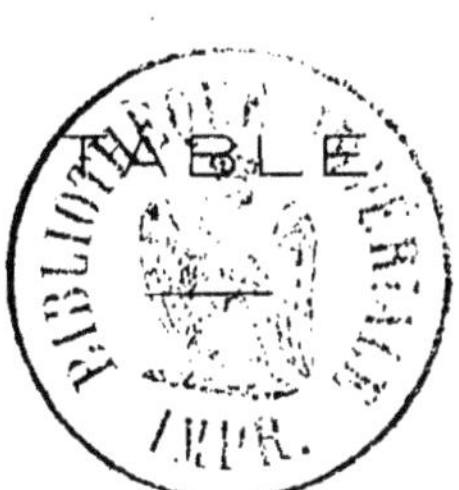

Bordeaux. — Imprimerie générale d'ÉMILE CRUGY, rue et hôtel Saint-Siméon, 16.

www.ingramcontent.com/pod-product-compliance
Ingram Content Group UK Ltd.
Pitfield, Milton Keynes, MK11 3LW, UK
UKHW020014100726
13658UKWH00002B/957